AF464169

RECHERCHES

SUR

L'ANATOMIE GÉNÉRALE COMPARÉE

ET LA SIGNIFICATION MORPHOLOGIQUE

DES GLANDES DE LA MUQUEUSE INTESTINALE ET GASTRIQUE

DES ANIMAUX VERTÉBRÉS

DU MÊME AUTEUR

NOTE SUR UN NOUVEAU CAS DE NÉVROME PLEXIFORME. — Broch. in-8, avec planche, 1877. (Extrait du *Lyon-Médical*.)

SUR UN CAS DE MAL DE POTT AVEC DÉFORMATION THORACIQUE. — (*Lyon-Médical*, 17 juin 1877.)

RECHERCHES CLINIQUES ET STATISTIQUES SUR LA VALEUR DE L'ASYMÉTRIE FACIALE DANS LE DIAGNOSTIC DE L'ÉPILEPSIE. — Broch. in-8 de 31 pages, 1878. (Extrait du *Lyon-Médical*.)

DEUX CAS DE DILATATION BRONCHIQUE; Mort et Autopsie. — (*Lyon-Médical*, 28 juillet 1878.)

LYON. — IMPRIMERIE PITRAT AINÉ, RUE GENTIL, 4.

LABORATOIRE D'ANATOMIE GÉNÉRALE DE LA FACULTÉ DE MÉDECINE DE LYON

RECHERCHES

SUR

L'ANATOMIE GÉNÉRALE COMPARÉE

ET LA SIGNIFICATION MORPHOLOGIQUE

DES GLANDES DE LA MUQUEUSE INTESTINALE ET GASTRIQUE

DES ANIMAUX VERTÉBRÉS

BIBLIOTHÈQUE NATIONALE IMPRIMÉS

PAR

LE DOCTEUR J. GAREL

ANCIEN INTERNE DES HOPITAUX DE LYON
LAURÉAT DE L'ÉCOLE DE MÉDECINE DE LYON (1873)
ET DE LA SOCIÉTÉ DES SCIENCES MÉDICALES (MÉDAILLE D'ARGENT 1877)
MEMBRE ADJOINT DE LA MÊME SOCIÉTÉ

AVEC CINQ PLANCHES

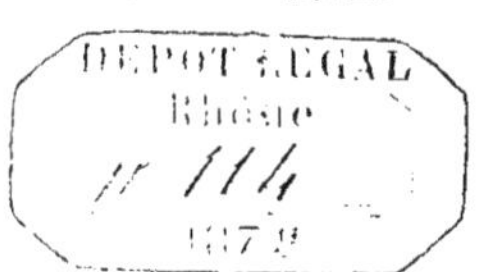

PARIS
V. ADRIEN DELAHAYE ET CIE, LIBRAIRES-ÉDITEURS
PLACE DE L'ÉCOLE-DE-MÉDECINE

1879

PRÉFACE

Les recherches que nous venons livrer aujourd'hui à la publicité ont été faites dans le Laboratoire d'anatomie générale de la Faculté de médecine de Lyon. C'est à l'instigation de notre maître, M. le professeur Renaut, que nous les avons entreprises afin de compléter une question qu'il avait abordée antérieurement en collaboration avec M. Motta Maia de Rio-de-Janeiro, et qu'il avait encore poursuivie dans son cours professé à la Faculté en 1877-78. Nous voulons parler de l'Anatomie générale comparée et de la signification morphologique des glandes de la muqueuse intestinale et gastrique des animaux vertébrés.

Pour arriver à notre but, nous avons dû prendre une série d'animaux choisis systématiquement dans les diverses familles. On conçoit que ce nombre devait être relativement restreint, car il nous fallait recueillir le tube digestif en le fixant dans sa forme sur l'animal immédiatement après l'avoir tué. On sait en effet que cette muqueuse s'altère très rapidement après la mort, par autodigestion. Quant à l'estomac de l'Homme lui-même, nous avons eu l'occasion de l'étudier sur un supplicié.

Voici l'ordre que nous adopterons dans le cours de cette étude :

Dans un premier chapitre, nous passerons en revue les opinions courantes et classiques sur la structure des glandes ; nous ferons ensuite en quelques mots l'exposé de la méthode que nous avons suivie, c'est-à-dire nous montrerons toute l'importance des recherches d'anatomie comparée au point de vue des études histologiques.

Le deuxième chapitre sera consacré d'abord à l'examen des divers modes de multiplication de surface. Des plis glandulaires nous passerons à la glande muqueuse en tube simple. Nous verrons comment cette dernière se perfectionne ; puis nous arriverons progressivement à la glande gastrique qui, elle aussi, se présentera à nous sous des formes plus ou moins compliquées et plus ou moins parfaites. Enfin nous chercherons à élucider la question, si controversée encore, de l'organisation du système lymphatique de la muqueuse stomacale.

Notre troisième chapitre consistera en considérations générales sur la valeur fonctionnelle des divers éléments de la glande gastrique, logiquement déduite de nos recherches, et de la comparaison de ces glandes avec d'autres glandes à mucus ou à ferment.

Nous donnerons ensuite, à la fin de ce travail, plusieurs planches qui sont, les unes empruntées à divers auteurs, les autres originales. Nous les avons dessinées aussi exactement que possible à la chambre claire. On pourra suivre ainsi très facilement nos diverses descriptions anatomiques.

Nous sommes heureux de remercier ici notre excellent maître M. le professeur Renaut, qui nous a continuellement aidé de ses conseils autorisés. La large part qu'il a prise dans l'édification de ce travail lui donne droit à notre plus vive reconnaissance.

Nous n'aurons garde d'oublier l'obligeance avec laquelle M. le docteur Chandelux, maître de conférences d'anatomie générale, et notre ancien collègue M. Bard, préparateur d'histologie, nous ont prêté leur bienveillant et généreux concours.

LABORATOIRE D'ANATOMIE GÉNÉRALE DE LA FACULTÉ

RECHERCHES

SUR

L'ANATOMIE GÉNÉRALE COMPARÉE

ET LA SIGNIFICATION MORPHOLOGIQUE

DES GLANDES DE LA MUQUEUSE INTESTINALE ET GASTRIQUE

DES ANIMAUX VERTÉBRÉS

CHAPITRE PREMIER

SOMMAIRE. — Historique de la question : distinction en trois périodes. — Découverte des glandes intestinales et stomacales, par Sprott-Boyd. — Distinction des glandes de différents ordres; glandes à mucus et glandes peptiques. — Distinction des épithéliums divers réunis dans une même glande : Travaux de Rollett, d'Heidenhain, d'Ebstein. — Problèmes qui subsistent. — Exposé de la méthode d'analyse par l'anatomie générale comparée.

I

HISTORIQUE. — EXPOSITION DES OPINIONS COURANTES ET CLASSIQUES

Lorsque nous jetons un coup d'œil rétrospectif sur la série des travaux concernant la muqueuse stomacale, nous voyons vite que tout ce qui remonte à plus de quarante ans doit être aujourd'hui complètement abandonné.

L'histoire des glandes gastriques peut se diviser en trois périodes :

1° La *première période* ou *période ancienne* a une

importance nulle, car les auteurs n'ont pas pu se servir du microscope dans leurs recherches.

2° La *deuxième période* commence en 1836 et embrasse les quelques années suivantes. Elle marque la véritable origine de la question.

3° La *troisième période* est la période scientifique, qui comprend environ ces dix dernières années.

PREMIÈRE PÉRIODE

Vésale fut le premier qui signala les glandes de l'estomac; elles furent ensuite mentionnées par les anatomistes des XVIIe et XVIIIe siècles. Riolan [1] décrivit la troisième membrane de l'estomac ou membrane interne, comme formée d'un mucus très adhérent qui provenait de la partie la plus épaisse du chyle. Nous devons néanmoins reconnaître que Lieberkühn avait déjà, en 1760, découvert dans l'intestin l'existence de glandes tubuleuses. Lacauchie attribue cette découverte à Galéati. Toutefois, quel que soit celui auquel en revient l'honneur, nous pouvons affirmer que ni l'un ni l'autre n'ont mentionné de glandes tubuleuses dans l'estomac.

Haller et ses contemporains n'ont également pas connu les tubes glandulaires; mais ils avaient constaté la présence de follicules lenticulaires dans la muqueuse.

Ruysch fit de fort belles injections de la muqueuse de l'estomac et appela cette membrane *épithélium*, nom qui ne doit pas être pris nécessairement dans le sens moderne.

Telles étaient les connaissances bien restreintes assurément des auteurs anciens.

[1] Riolan, *Anthropol.*, l. II, p. 171.

DEUXIÈME PÉRIODE

Ce ne fut qu'en 1836 que Sprott Boyd [1] décrivit les cæcums glandulaires simples qui viennent s'ouvrir dans les petites fossettes de la muqueuse, fossettes figurées déjà par Home en 1817 [2]. Il étudia l'estomac de l'Homme, du Cochon, du Cheval et de quelques autres mammifères. On peut considérer le travail de Sprott Boyd comme le véritable point de départ de toutes les recherches.

Bischoff [3] étudia à son tour les glandes stomacales, mais en outre des glandes en tube simples de Sprott Boyd, il signala des glandes composées en forme de grappes. Cette description souleva contre lui, à juste titre, les reproches de Purkinje [4], de Pappenheim [5], de Valentin et de Lacauchie.

Mais, comme le fait remarquer Longet, dont le traité de physiologie nous a fourni de nombreux renseignements bibliographiques, Bischoff avait probablement voulu parler de la disposition bifide ou trifide des culs-de-sac glandulaires ; en effet, les figures qu'il avait publiées dans son travail étaient loin de représenter de véritables grappes.

1 Sprott-Boyd, *Essay on the structure of the mucous membrane of the stomach. (Edinburgh med. and surg. Journal*, 1836, t. XLVI, p. 382 pl. IV.)

2 Home, *Lect. on comparat. anat.*, t. IV, pl. III, fig. 2 et 3.

3 Bischoff, *Ueber den Bau der Magenschleimhaut.* (Müller's *Archiv für Anat. und Physiol.*, 1838, pl. XIV et XV.)

4 Purkinje, *Ueber den Bau der Magen-Drüsen (Bericht über die Versammlung deutscher Naturforscher und Aerzte in Prag.* 1838, p. 174)

5 Pappenheim, *Zur Kenntniss der Verdanung.* Breslau, 1839.

La période qu'il nous importe surtout d'étudier est celle pendant laquelle on commença à reconnaître dans l'estomac la présence de glandes diverses. Or Wasmann [1] avant Todd et Bowmann, Schiff et Kölliker, avait déjà décrit chez le Porc deux espèces de tubes glandulaires : les uns tapissés seulement d'épithélium cylindrique et se rencontrant dans les régions pylorique et cardiaque ; les autres contenant de grosses cellules arrondies et situées dans cette région *quæ mediam curvaturam majorem tenet, longitudine* 6-8 *pollicum, indeque in pariete anteriori atque posteriori ventriculi proxime a cardia ascendit, ubi acuto angulo finitur.*

Frerichs [2] prétendit que les tubes glandulaires sont plus droits chez l'Homme que chez le Chien et que jamais ils ne se subdivisent. Il alla jusqu'à dire que toutes les glandes de l'estomac de l'Homme n'avaient pas d'épithélium cylindrique, qu'elles étaient remplies de grosses cellules arrondies, de noyaux et de granules principalement graisseux.

Cette description fut reprise d'une façon presque identique par Allen Thomson [3]. A cette époque la localisation de chaque espèce de tube, dans une partie déterminée de l'estomac, n'était pas encore signalée.

Ce fut alors que Schiff remarqua qu'il lui était impossible d'extraire de la portion pylorique un suc gastrique capable de faire une digestion artificielle. Il eut l'occasion de vérifier anatomiquement, sur l'estomac d'un supplicié et sur celui de deux enfants, la différence que pré-

[1] Wasmann, *De digestione nonnulla.* Berlin, 1839.
[2] Frerichs. Wagner's *Handwörterbuch*, t. III, 1849.
[3] Allen Thomson, *Goodsir, Annals of Anat. and Physiol.*, t. I

sentait la distribution glandulaire dans les régions pylorique et cardiaque. Il vit que les glandes pyloriques n'étaient tapissées que par de l'épithélium cylindrique et qu'il fallait remonter du côté du cardia pour trouver des tubes contenant de grosses cellules rondes. Il fut cependant obligé de reconnaître, dans la portion pylorique, l'existence de quelques tubes isolés contenant des cellules rondes, car de petits cubes d'albumine, enfermés dans la portion pylorique, avaient leurs angles émoussés au bout de quarante-huit heures.

Mayer et Henle (*Splanch.*, p. 159) ont d'ailleurs constaté l'existence de glandes pyloriques contenant quelques cellules à pepsine. De son côté, Gerlach (*Gewebelehre*, p. 303) a décrit le mélange de glandes muqueuses et de glandes à pepsine dans la région pylorique. Il a même trouvé à ce niveau des glandes privées complètement de cellules cylindriques.

On le voit : les deux formes glandulaires que l'on trouve dans l'estomac semblent répondre à deux modes de sécrétion à effets bien différents. Nous serions injuste si nous ne rappelions que Wasmann fut le premier à soupçonner les caractères physiologiques des deux espèces de glandes.

Les expériences de Schiff ont été pleinement confirmées par celles de Donders [1] et par les recherches de Kölliker, faites en collaboration avec Goll de Zurich.

Nous n'avons nullement eu la prétention de donner ici un historique complet de la question. Nous tenions seulement à démontrer comment, dans cette période, on est

[1] Donders, *Physiologie des Menschen*. Leipzig, 1856.

parvenu à déterminer la différence, bien tranchée, des glandes du ventricule stomacal chez les animaux supérieurs.

TROISIÈME PÉRIODE

Nous abordons maintenant l'exposé des opinions courantes et classiques sur la structure de ces organes sécréteurs chez l'Homme ou chez les mammifères les plus élevés. A cette étude se rattachent les noms de Sappey, Kölliker, Heidenhain, Rollett, Klein, Frey, etc.

Pour rendre notre exposé aussi complet que possible, nous puiserons à ces diverses sources, en insistant sur les points élucidés par chaque auteur.

Toute la surface de la muqueuse stomacale est recouverte d'une couche d'épithélium cylindrique qui en suit toutes les ondulations et qui pénètre plus ou moins dans les tubes glandulaires, lesquels ne sont autre chose que des dépressions de la muqueuse.

D'après Klein [1], cet épithélium tapisserait complètement les glandes, vers le bord supérieur du cardia, dans une zone de 1/2 à 2 millimètres de hauteur. Immédiatement au-dessous de cette zone apparaîtraient les cellules granuleuses dans le fond des culs-de-sac des glandes. Sous cette couche épithéliale, on verrait aussi dans certains points quelques fibres-cellules contractiles, couchées parallèlement à la surface, dernières branches des petits faisceaux musculaires émis par la musculeuse entre les

[1] Klein, *The Stomach. — Manual of human and comparative histology*, edited by Stricker, translated by Henry Power, 1870.

tubes glandulaires. Sur cette surface viennent s'ouvrir les nombreux orifices des tubes sécréteurs. M. Sappey les évalue à 100 ou 150 par millimètre carré. Voilà pourquoi Ruysch l'a comparée à un véritable crible. Ces orifices présentent tous un double contour, formé en dedans par la lumière de la glande et en dehors par la couche épithéliale.

D'après Frey [1], les cellules cylindriques de l'épithélium de la surface ont de $0^{mm},0323$ à $0^{mm},0226$ de longueur sur $0^{mm},0045$ à $0^{mm},0056$ de largeur. Les cellules caliciformes qui revêtent les orifices glandulaires sont toujours plus grosses que celles du reste de la surface.

Arrivons maintenant aux glandes stomacales proprement dites. Une des meilleures descriptions, sans contredit, est celle de Kölliker [2]. Le célèbre professeur de l'université de Würzburg divise les glandes tubuleuses de l'estomac en deux groupes : les glandes à suc gastrique et les glandes muqueuses. Les glandes à suc gastrique, glandes à caillette de Leydig [3], sont des utricules tantôt simples, tantôt composés. Les tubes simples se rencontrent dans la portion moyenne de l'estomac ; ils sont tous serrés les uns contre les autres et viennent s'ouvrir, toujours plusieurs à la fois, dans ces sortes de dépressions que l'on rencontre à la surface de la muqueuse. Ce sont des cylindres qui ont de 67 μ à 90 μ de largeur en haut, qui se rétrécissent plus bas, de façon à n'avoir

[1] Frey, *Traité d'histologie et d'histochimie*. 1877, p. 542 et suiv.

[2] Kölliker, *Élém. d'histol. humaine*, trad. par le Dr Marc Sée ; 2e édition française, d'après la 5e édition allemande. 1878.

[3] F. Leydig, *Traité d'histol. de l'homme et des animaux*. Université e Tubingue. — Trad. par Lahillonne.

plus que 31 μ ou 45 μ. Ils se terminent par un renflement en massue.

Ces glandes présentent toutes un signe caractéristique, c'est-à-dire des bosselures au niveau des deux tiers inférieurs et surtout du tiers moyen. La partie inférieure est légèrement contournée, principalement au voisinage du pylore ; elle est parfois un peu bifide. Ces bosselures correspondent précisément à des cellules à noyau, polygonales, pâles et à granulations fines. Pour Kölliker, elles ont de 13 μ à 22 μ de diamètre et occupent presque tout le tube glandulaire ; « elles ont plutôt le caractère de protoblastes et sont toujours plus distinctes et plus nettement limitées dans la portion moyenne de la glande qu'à ses extrémités, qui souvent ne présentent rien qu'un protoplasma finement granulé avec des noyaux. » Quant à admettre une lumière distincte dans la glande, Kölliker n'est pas en mesure de trancher la question.

Les glandes gastriques composées n'existent que dans une zone étroite du cardia. Elles comprennent d'abord un canal excréteur qui a de 90 μ à 180 μ de longueur ; ce conduit est tapissé d'épithélium cylindrique. D'après Klein *(loc. cit.)*, chez le nouveau-né l'épithélium cylindrique descend généralement plus bas que la moitié du tube glandulaire. Le canal excréteur se divise bientôt en deux ou trois branches, puis en quatre ou sept culs-de-sac cylindriques tous de même longueur. Pour M. Sappey, les glandes gastriques ont de trois à quatorze branches. Ces glandes renferment des cellules à pepsine jusqu'au fond de leurs utricules ; les cellules contiennent souvent un peu de graisse. Quelques tubes simples se rencontrent au milieu des tubes composés.

Les *glandes muqueuses* sont l'apanage de la portion pylorique; elles sont composées et leurs divisions sont analogues à celles des glandes gastriques composées; leurs dimensions sont légèrement plus grandes. Elles ne contiennent absolument que de l'épithélium cylindrique jusqu'au fond de leurs culs-de-sac rectilignes et sans renflement terminal. Cet épithélium renferme aussi quelques granulations graisseuses.

M. Sappey prétend que ces glandes muqueuses ont à peu près la même longueur que les glandes gastriques. A leur partie inférieure, les culs-de-sac se multiplient tellement qu'ils donnent à la glande l'aspect d'une grappe. M. Sappey [1], d'après des recherches nombreuses, arrive à conclure qu'il n'y a pas de glandes en tube, simples, dans l'estomac des vertébrés; ce sont toutes des glandes composées; et même les glandes de la partie moyenne de l'estomac qui, par tous les anatomistes modernes, sont regardées comme des tubes simples, seraient, d'après lui, les glandes les plus longues et les plus ramifiées. Ces conclusions reposeraient sur une observation très exacte, car M. Sappey est parvenu à isoler les glandes en détruisant la substance amorphe intermédiaire, par un procédé malheureusement non encore livré à la publicité.

Outre les tubes simples ou composés, Kölliker admet aussi avec Bruch, Donders et Frey, l'existence de petites glandes en grappes, dans l'estomac de l'Homme. Cobelli décrivit ces glandes dans le voisinage du pylore, sous la forme de cinq à sept rangées longitudinales, situées dans l'épaisseur de la muqueuse. Ecker a égale-

[1] Sappey, *Traité d'anat. descript.*, 4e édit., 1877, t. IV, p 187.

ment mentionné l'existence de glandes acineuses dans la région pylorique.

Vers la fin du sphincter pylorique, les glandes en tube deviennent plus simples, sont partout égales en diamètre et complètement remplies d'épithélium cylindrique. Elles prennent alors le nom de cryptes de Lieberkühn. C'est le commencement du tube intestinal.

D'après la description ci-dessus, on serait tenté de croire que chaque espèce de glandes est rigoureusement reléguée dans un département spécial du ventricule. Il n'en est rien. La distribution des glandes n'est nullement régulière ; car non loin de la grande courbure on peut rencontrer des tubes entièrement remplis de cellules cylindriques, et, par contre, il n'est pas rare de trouver vers le pylore des tubes à moitié garnis de cellules granuleuses. Klein déclare qu'il est ainsi impossible de conclure à l'existence de deux espèces de glandes, les unes composées uniquement de cellules granuleuses, les autres ne renfermant que de l'épithélium cylindrique.

Toutes les glandes de l'estomac ont une paroi ou membrane enveloppante très mince. Henle a remarqué dans cette paroi la présence de petites cellules étoilées, unies et granuleuses, après durcissement par le bichromate de potasse. Il émet aussi quelques hypothèses sur l'existence de cellules nerveuses. Cette membrane enveloppante est ondulée chez l'homme, elle présente des excavations profondes chez quelques animaux, le Chien par exemple.

Telles étaient les idées classiques qui avaient cours dans la la science avant les intéressantes recherches de Heidenhain, de Rollett et d'Ebstein. Ces auteurs jetèrent sur la question une nouvelle clarté.

Heidenhain, dans un Mémoire publié en 1870[1], a surtout examiné l'estomac du Chien et l'a pris comme type. Il émet d'abord sur la sécrétion gastrique une idée qui provenait des anciens errements des physiologistes et qui ne peut plus être soutenue aujourd'hui : il admet la destruction des cellules au moment de la digestion et leur reproduction dans les intervalles interdigestifs.

Il décrit ensuite trois sortes de cellules :

1° Des *cellules cylindriques et claires* formant une couche épithéliale continue ; ce sont les *cellules principales* ou *Hauptzellen* (pl. I, fig. 2 C) ;

2° Des *cellules granuleuses, grosses et arrondies*, faisant saillie en dehors sur les côtés du tube glandulaire et appliquées sur la face externe de sa membrane propre, dans des diverticulums particuliers du tissu connectif, cellules qu'il a colorées au bleu d'aniline. Dans la pl. I (fig. 1, A et B), on voit ces éléments se détacher en plus foncé. Il leur donna le nom de *cellules de revêtement* ou *Belegzellen* (Voir aussi pl. I, fig. 2, B, et fig. 3) ;

3° Enfin il a vu à la périphérie du canal et à sa partie supérieure, situés çà et là entre les cellules principales, de petits éléments qui se colorent en jaune sombre, à gros noyau et à petit anneau protoplasmique. Il crut d'abord que c'était le fait d'un artifice de préparation, une section d'une partie d'une cellule de revêtement ; mais la coloration plus intense, la présence constante du noyau et la possibilité de les isoler par dissociation, lui firent

[1] R. Heidenhain in Breslau. *Untersuchungen über den Bau der Labdrüsen. (Archiv f. mikr. Anat.* 1870.)

rejeter cette idée. Toutefois il prétend que l'on pourrait voir ici des éléments jeunes de cellules de revêtement, en voie de développement. Il faut bien retenir cependant que leur présence n'est nullement en rapport avec une phase déterminée d'activité physiologique; car on les rencontre aussi bien chez l'animal à jeun que chez celui qui est en pleine digestion. Ces petits éléments sont tantôt groupés, tantôt isolés; un grand nombre de canaux en sont totalement dépourvus. (V. pl. I, fig. 2 A et fig. 3.) M. Cadiat est le seul auteur qui fasse allusion à cette troisième espèce de cellules; il prétend même qu'elles correspondent aux demi-lunes, décrites par Gianuzzi dans les glandes salivaires.

Voici maintenant comment Heidenhain conçoit la distribution des cellules principales et des cellules de revêtement dans chaque glande. Il divise la glande en trois parties : *orifice, col et corps.*

L'*orifice* est cratériforme, répondant à plusieurs canaux tapissés d'épithélium cylindrique caliciforme. A la partie inférieure de l'orifice, on rencontre des cellules colorées et des cellules cylindriques.

Le *col* renferme un grand nombre de cellules colorées ou de revêtement, situées en dehors et discontinues, et de plus un petit nombre de cellules principales.

Enfin le *corps* contient beaucoup de cellules claires et des cellules de revêtement, moins abondantes qu'au col.

Les cellules principales existent toujours dans toutes les parties de la glande. Ebstein[1], dans un travail sorti

[1] W. Ebstein, *Beitrage zur Lehre vom Bau und den physiologischen Funktionen der sogenannten Magenschleimdrüsen* (Aus dem physiol. Institut zu Breslau). *Arch. f. mikr. Anat.*, 1870.

du laboratoire de Heidenhain et publié dans les *Archiv für mikr. Anat.*, a démontré que les glandes à mucus ne contiennent aucune cellule de revêtement.

Nous arrivons maintenant à la description de Rollett[1] qui a été parfaitement résumée par H. Frey, professeur à l'université de Zurich[2].

Frey admet donc avec Rollett quatre parties dans la glande à pepsine.

Ce sont :

1° *Embouchure de la glande (stomach cell* des Anglais, *fossette stomacale* des Allemands), plus ou moins profonde, étroite ou large, garnie d'épithélium cylindrique comme celui de la surface à noyau profond et ovalaire (Pl. I, fig. 4, A).

2° *Portion intermédiaire interne de Rollett* tapissée d'un épithélium à cellules plus larges et plus granuleuses, à noyau médian. Le conduit glandulaire est rétréci à ce niveau (Pl. I, fig. 4, B).

3° *Portion intermédiaire externe de Rollett* contenant des cellules à pepsine qui touchent la membrane en dehors et limitent le conduit en dedans. Rollett n'a pas vu autre chose dans cette portion. D'après lui, et contrairement à Heidenhain, cet avant-dernier segment ne contiendrait que des cellules de revêtement (Pl. I, fig. 4 C).

4° *Cul-de-sac glandulaire proprement dit.* A ce niveau le canal est limité par une couche continue d'éléments spéciaux s'appuyant en plusieurs points sur la membrane propre. A la face externe de cette couche se rencontrent

[1] Rollett, *Uber die Anatomie der Labdrüsen (Untersuchungen aus dem Institute für Physiologie und Histologie, in Graz*, Heft II, S. 143).

[2] Frey, *loc. cit.*

des cellules à pepsine, en plus ou moins grand nombre (Pl. I, fig. 4, D).

Il ressort de l'exposé parallèle de ces deux descriptions qu'il y a quelques divergences entre ces deux auteurs. Aussi le mémoire de Rollett ne tarda-t-il pas à provoquer une réponse de la part de Heidenhain[1]. Dans cette note nous avons trouvé, parfaitement exposées, les différences de structure admises par ces histologistes. Heidenhain prétend que ces différences proviennent presque toutes de ce que Rollett n'a pas retrouvé certains détails décrits et dessinés par lui. C'est ainsi que Rollett n'admet pas la présence de cellules de revêtement parmi les cellules cylindriques du canal excréteur, ni l'existence d'expansions particulières de la membrane propre de la glande pour loger les cellules de revêtement. Rollett admet bien qu'on rencontre des cellules cylindriques, les unes claires, les autres foncées, mais il n'accorde pas à Heidenhain le mélange des deux espèces de cellules, comme l'indique sa figure 19 de la pl. XXI, que nous avons reproduite dans notre pl. I, fig. 5.

Les erreurs de Rollett seraient causées, d'après Heidenhain, par l'emploi de méthodes différentes dans les préparations microscopiques.

Tel est, croyons-nous du moins, l'état actuel de la question au point de vue anatomique. On pourra nous reprocher d'être entré dans de trop longs détails, mais cela nous a paru indispensable, vu les descriptions bien

[1] *Bemerkungen über einige die Anatomie der Labdrüsen betreffende Punkte*, von R. Heidenhain in Breslau. Bd VII. 1871, p. 239. *Arch. für Mikr. Anat.*

incomplètes encore que l'on rencontre dans quelques ouvrages classiques.

II

EXPOSÉ DE LA MÉTHODE

Nous allons suivre, dans l'exposé que nous nous proposons de faire, une méthode un peu différente de celles qu'on emploie ordinairement pour la solution de questions analogues.

Si, au lieu de définir l'anatomie générale, *l'anatomie comparée limitée à un seul organisme* (comme l'a fait M. Ranvier), nous la poursuivons dans une série d'organismes différents, si, de la comparaison des formes observées, nous déduisons la loi générale qui préside à la complication d'un tissu ou d'un organe donné, considéré dans la série, *nous faisons l'anatomie générale comparée de l'objet en question.*

Cette méthode permet, on le conçoit, de passer des formes très simples à d'autres qui le sont moins, puis à celles qui se présentent avec le maximum de complexité.

A chaque pas, du reste, les histologistes ont recours à l'anatomie générale comparée. Quand ils choisissent un objet d'étude pour examiner certains détails de structure, et que par exemple, ils prennent le poumon de la Grenouille pour servir de type de la disposition du revêtement endothélial des alvéoles pulmonaires, ils cessent de limiter leur étude à un seul organisme et recourent à l'anatomie comparée.

Pour toutes les questions de morphologie générale, il

paraît évident que la méthode que nous nous proposons de suivre est la seule qui nous fournira, dans nombre de cas, des renseignements précieux. Elle seule nous permettra de procéder du simple au composé, d'étudier chaque élément d'un tissu dans sa forme la moins compliquée, si l'objet d'étude est bien choisi. En effet, les différents termes de la série animale nous offrent, aussi bien dans la complication graduelle de leurs tissus que dans celle de leurs formes extérieures, une succession de types variés qui se rangent en véritable série. Certains tissus et les éléments de certains organes se montrent, en effet, chez un animal donné, dans un état de simplicité pour ainsi dire idéal, puis ils se compliquent chez d'autres êtres à mesure que les besoins d'adaptation à de nouvelles fonctions plus complexes nécessitent la transformation et la complication des éléments anatomiques. Cette différenciation organique se faisant le plus ordinairement par des modifications d'éléments préexistants, c'est-à-dire en suivant la loi d'économie, il en résulte qu'en procédant d'abord à l'étude d'un organe simple, on en conçoit immédiatement la signification morphologique fondamentale. Les connexions entre l'élément encore peu différencié et celui qui l'est au plus haut degré deviennent alors saisissables.

Ceci peut se montrer par quelques exemples simples. Considérons la constitution d'un élément cellulaire contractile, en prenant d'abord pour objet d'étude la fibre musculaire lisse de certains mollusques, les poulpes par exemple : nous reconnaissons immédiatement que chaque cellule contractile est formée d'une masse de protoplasma, contenant un noyau ; à la périphérie de ce protoplasma, étiré en un long fuseau et occupant l'axe de l'élément, se groupent des bâtonnets cylindriques, adjacents entre eux comme les fils d'un écheveau non pelotonné et enveloppant le corps cellulaire central d'une écorce formée de filaments parallèles. Il est clair que, dans ce cas particulier, les bâtonnets contractiles forment autant d'individualités et répondent à ce que l'on appelle, dans les muscles striés des animaux supérieurs, les cylindres primitifs de Leydig. Partant de cette donnée, nous pourrons facilement comprendre la constitution de la fibre musculaire lisse des animaux supérieurs ; nous aurons l'explication de la rangée de grains qui se montrent à la périphérie de la coupe optique de ces fibres sectionnées en travers; nous rapporterons ces grains à la section de cylindres primitifs minuscules, analogues à ceux que l'on voit chez le Poulpe avec tant d'évidence, etc. ; *a fortiori*, si l'on cherche dans la série des termes intermédiaires, l'étude devient encore plus facile. Dans les muscles lisses des réservoirs contractiles, on reconnaît que les cylindres primitifs du muscle lisse se séparent sur certains points nodaux de l'élément cellulaire et prennent sur un certain trajet une individualité évidente, en s'isolant les uns des autres[1]. Voilà un premier exemple.

Nous pourrons en donner un second : une question controversée en histologie est la signification morphologique du plateau strié des cellules épithéliales du revêtement de l'intestin. Etudions ces cellules chez les

[1] *Cours d'anatomie générale de la Faculté de médecine de Lyon*, par M. J. Renaut. — Leçon du 9 mars 1878.

Pétromyzons, nous les verrons ciliées et douées de mouvements vibratiles ; sur certains points de l'intestin du Poulet nouveau-né, le cæcum par exemple, elles affectent la même configuration, et le revêtement cilié de l'appendice se continue avec celui de l'intestin, sans autre changement que la continuation de la ligne des cils par la ligne de la cuticule striée. Il y a donc déjà présomption de croire que les cellules à plateau strié ne sont qu'une modification pure et simple des cellules à plateau chargées de cils vibratiles. Examinons maintenant les cellules du revêtement intestinal du Cheval ou de l'Ane, après une macération de quelques jours dans l'alcool dilué au tiers : nous voyons le plateau strié s'effeuiller, pour ainsi dire, et montrer une série de bâtonnets absolument identiques aux cils vibratiles. La cuticule peut donc être considérée, sur ces données, comme constituée par une série de bâtonnets analogues aux cils vibratiles et soudés entre eux, et non point comme une cuticule simplement perforée de trous minuscules se poursuivant dans une substance homogène. On pourrait multiplier les exemples ; mais les précédents suffisent pour établir la valeur de la méthode que nous adoptons et qui est systématiquement suivie au laboratoire d'anatomie générale de la Faculté de médecine de Lyon.

Nous allons maintenant appliquer cette méthode à l'étude du perfectionnement progressif du revêtement entodermique, et à la formation des glandes intestinales et gastriques chez les vertébrés.

CHAPITRE DEUXIÈME

Sommaire. — Considérations générales sur l'entoderme. — Première ébauche de multiplication de surface. — Glande monocellulaire. — Description des plis glanduleux. — Étude des glandes tubuliformes dites de Lieberkühn. — Tubes de revêtement épithélial des glandes à mucus proprement dites. — A. Formation des plis muqueux glandulaires; B. Étude des glandes à mucus proprement dites; C. Formation des glandes à mucus compliquées et composées; D. Glandes à mucus contenant des cellules granuleuses; E. Description des glandes gastriques complexes, à mucus et à ferment de la Salamandre; F. Mode de formation des glandes gastriques composées; G. Groupement des éléments sécréteurs du mucus et du ferment dans la glande gastrique des animaux supérieurs : Lobule gastrique. — Organes lymphatiques de la muqueuse stomacale.

CONSIDÉRATIONS GÉNÉRALES SUR L'ENTODERME
PREMIÈRE ÉBAUCHE DE MULTIPLICATION DE SURFACE
GLANDE MONOCELLULAIRE

Le tube intestinal proprement dit, c'est-à-dire la portion du *tractus* qui s'étend du cardia au rectum, procède de la lamelle fibro-intestinale de l'embryon. L'épithélium qui revêt toute cette portion provient du feuillet interne ou hypoblaste de l'embryon. Les embryologistes qui se sont succédé depuis Baër, ont montré non-seulement que le revêtement de l'intestin est formé par des transformations successives des cellules de l'hypoblaste, mais encore que les productions glandulaires, telles que le pancréas, le foie biliaire, etc., qui s'ouvrent à la surface du canal intestinal, reconnaissent la même origine. Ces premières notions permettent de soupçonner déjà, entre toutes ces glandes, des analogies morphologiques corrélatives à leur origine commune. Sans insister davantage sur les généralités, nous allons entrer dès maintenant au cœur de la question.

L'organisme le plus simple peut être considéré comme formé par les trois feuillets embryonnaires accolés. Le mésoderme ou feuillet moyen occupe l'intervalle des deux feuillets épithéliaux qui constituent, l'externe l'*ectoderme*, l'interne l'*entoderme*. Nous appliquerons, dans le cours de la description qui va suivre, ces deux dénominations, d'une part à tout le système épithélial stratifié qui forme les couches épithéliales de la peau, d'autre part au système épithélial supporté par la lamelle fibro-intestinale et servant de revêtement à l'intestin. Ce dernier revêtement commence au cardia, sur un point situé plus ou moins avant dans la cavité stomacale, et au niveau duquel le mode d'union entre les couches ectodermiques et entodermiques peut être facilement observé.

Chez l'embryon, lorsque d'une part la peau s'est formée, et que de l'autre le tube intestinal s'est fermé, les deux revêtements épithéliaux primitifs, l'ectoderme et l'entoderme, forment au début des surfaces planiformes. Au fur et à mesure du développement, ces surfaces se compliquent chacune suivant un mode différent. La multiplication des surfaces s'effectue, dans l'ectoderme, par la production des éminences papillaires, qui forment une série de festons saillants en dehors, et dont l'origine se trouve dans l'accroissement de bouquets vasculaires qui soulèvent l'ectoderme et produisent au-dessus de ce dernier une série de monticules microscopiques séparés par des vallonnements. Dans ces vallonnements l'ectoderme envoie des bourgeons qui les comblent et forment les systèmes épidermiques interpapillaires. C'est aussi à l'aide de bourgeons qui s'enferment dans l'épaisseur du derme, que se produisent les origines des glandes et des phanères. Tous ces bourgeons sont pleins d'abord et se creusent ensuite pour devenir des glandes.

Dans le tube intestinal, les modifications qui se passent pour produire les glandes sont un peu différentes ; la tendance de l'entoderme à produire des bourgeons s'enfonçant à pic dans les parties subjacentes, est infiniment moins marquée que dans le cas précédent. On acquiert la preuve de ce fait en poursuivant le mode de multiplication de la surface intestinale, non plus chez l'embryon qui se développe, mais chez une série de types choisis méthodiquement dans la série animale.

Nous venons de prononcer le mot de choix méthodique, nous devons l'expliquer tout d'abord. Lorsque l'on veut étudier la complication d'un système donné, il est nécessaire de choisir ses objets d'étude de la manière suivante. Il ne suffit pas de dire que les animaux pris en commençant par les plus inférieurs, deviennent de plus en plus perfectionnés à mesure que l'on remonte vers les mammifères et vers l'Homme. Si l'on considérait, cette dernière classe d'animaux comme les plus élevés, dans l'acception stricte que comporte ce mot, on serait amené à dire, par exemple, que les muscles striés de l'Homme, qui occupe le sommet de l'échelle, sont les plus perfectionnés de tous les muscles à contraction brusque. Il n'en est rien cependant ; le type le plus parfait et le plus compliqué des muscles striés se trouve, non point chez l'Homme ni chez le Chien, mais bien chez les articulés et particulièrement chez les insectes. Au point de vue musculaire, ces derniers forment donc le terme le plus parfait, celui chez lequel on observe la plus grande complexité dans la forme. La cause en est que les muscles des arthropodes sont destinés à effectuer des fonctions infiniment plus actives que les muscles de l'Homme et des mammifères. De même on doit supposer que certains animaux présenteront, dans la constitution de leur appareil intestinal, des modifications intéressantes au point de vue morphologique, quand bien même ils n'appartiendraient pas à un terme très-élevé de la série organique.

Il suffira pour cela que chez eux la fonction de telle ou telle partie de l'intestin ou de telle ou telle glande intestinale, soit ou très spécialisée ou devenue très active. Ceci explique pourquoi, dans l'étude qui va suivre, nous aurons recours à des objets d'étude multiples, pris dans un grand nombre d'espèces souvent disparates et nullement placées dans un ordre de succession zootechnique rigoureusement suivi. Le seul problème que nous nous proposions d'élucider consiste, en effet, à déterminer quelles sont les formes générales des glandes intestinales et gastriques; quels sont les éléments anatomiques qui entrent dans leur composition; quelles sont les différenciations subies par ces éléments en vue de leur adaptation à des fonctions spéciales; enfin quelles sont les variétés que l'on observe dans le groupement et les rapports réciproques des éléments constitutifs des diverses glandes que nous étudions.

Le revêtement entodermique des vertébrés les plus inférieurs est disposé en couches planiformes, d'une manière analogue à celle que l'on observe au début de la vie embryonnaire. Chez l'Amphioxus, que l'on peut à peine considérer comme un vertébré, le tube intestinal est revêtu de longues cellules épithéliales cylindriques toutes semblables entre elles, adjacentes les unes aux autres, réunies par un ciment et portant de longs cils vibratiles. Ici nulle différenciation. Les complications de la surface sont nulles. La multiplication de cette dernière consiste seulement dans la disposition en festons des groupes de cellules épithéliales. La lamelle fibro-cutanée ne prend point part à ces festons et ne se réduplique pas pour former des éminences papillaires. Chez les Cyclostomes, et notamment chez la *Grande Lamproie de rivière, Petromyzon fluviatilis*, la différenciation commence à s'accuser par la formation de plis tous longitudinaux, c'est-à-dire parallèles à l'axe de l'intestin, tous aussi revêtus par un épithélium cylindrique à cils vibratiles. Cependant, un pas de plus dans la spécialisation est effectué par l'apparition de ce que l'on appelle la *valvule droite*. Sur un des côtés de l'intestin, l'on voit le derme muqueux s'infléchir en dedans, faire saillie à l'intérieur et constituer comme une sorte de mésentère interne. La surface d'absorption intestinale se trouve donc multipliée par ce procédé, puisque la valvule droite se poursuit tout au long, à la façon d'un cylindre contenu dans un autre cylindre plus large. La valvule que nous venons de décrire, au lieu de rester droite, sur les poissons d'ordre supérieur, décrit comme un pas de vis en se poursuivant le long de l'intestin ; on l'appelle pour cette raison la *valvule spirale*. Ainsi, la surface entodermique se complique tout d'abord par la production d'une série de plis faisant saillie dans la cavité du tractus, et, par suite de la présence d'une valvule spirale, ces plis sont rendus plus nombreux, puisque, non seulement la surface tubuliforme de l'intestin en est hérissée, mais encore puisque de nouveaux plis existent sur la surface saillante de la valvule droite ou spirale contenue dans la cavité de l'intestin, comme l'est une épée dans son fourreau.

Mais un fait très important, c'est que chez la Lamproie, pas plus que chez l'Amphioxus, on ne peut observer de différenciation dans les éléments cellulaires qui forment la couche de revêtement intestinal. Toutes ces cellules sont identiques les unes aux autres, ciliées les unes comme les autres; l'élément glandulaire proprement dit fait absolument défaut.

Il n'en est plus de même chez les poissons supérieurs. Si nous examinons l'intestin de la Tanche ou de la Carpe, nous voyons ce dernier cloisonné incomplètement par une série de plis recouverts d'un épithélium de revêtement, identique dans sa constitution, il est vrai, soit qu'on le considère à la surface du pli, soit qu'on le considère dans la profondeur de ce dernier; mais cet épithélium n'est plus homogène, c'est-à-dire qu'il n'est plus formé par des éléments cellulaires tous identiques les uns aux autres. Ici l'élément glandulaire commence à se montrer, car certaines cellules épithéliales se différencient pour constituer des cellules uniquement destinées à la production d'un mucus, tandis que les cellules voisines restent cylindriques et présentent un plateau strié. Les éléments de l'épithélium sont de la sorte distingués en deux variétés : l'une reste destinée à former le revêtement et sert désormais en même temps à l'absorption pure et simple, l'autre devient un organe au sein duquel le mucus s'élabore. Ainsi se trouve constituée la cellule à mucus, l'élément glandulaire fondamental, la *glande monocellulaire*.

La glande monocellulaire des poissons consiste en une cellule en forme de coupe ou de calice ; cette variété d'élément a été bien décrite pour la première fois par F.-E. Schulze. Chez les poissons, la disposition en calice est extrêmement remarquable et l'ouverture à la surface est d'autant plus évidente qu'elle est prise pour ainsi dire dans la cuticule générale de revêtement qu'elle perfore comme d'un véritable trou. Voyons maintenant comment la cellule caliciforme est intercalée aux autres cellules du revêtement de l'intestin. De distance en distance les cellules cylindriques étroites et hautes qui forment l'épithélium de revêtement proprement dit et qui, à la surface, sont toutes soudées entre elles par leurs plateaux fondus en cuticule, s'infléchissent à la façon des fils d'osier d'une nasse, pour envelopper la glande monocellulaire. Cette dernière a la forme exacte d'une carafe ou d'un globe présentant un corps renflé en forme d'urne et contenant une boule de mucus ; au fond se voit un noyau aplati, puis le protoplasma se poursuit jusque dans la couche profonde de la muqueuse, sous forme d'un pédicule analogue à celui d'un verre à pied. Le col de la cellule en urne se recourbe, comme le fait le goulot évasé d'une carafe, et va se souder latéralement, sur son pourtour, avec la cuticule superficielle formée par les plateaux fusionnés des cellules cylindriques de revêtement. C'est ainsi qu'est constituée la glande monocellulaire ou cellule caliciforme chez un grand nombre de poissons et notamment chez les Cyprinoïdes : la Carpe *(Cyprinus Carpio)*, la Tanche *(C. Tinca)* et la Chevaine commune *(Squalius Cephalus)*. C'est ce dernier animal qui a servi pour la description qui précède (pl. I, fig. α).

On rencontre ces cellules, évidemment destinées à la sécrétion du mucus, puisqu'elles en contiennent un globe isolé dans leur portion renflée en cupule et que l'on peut voir (Ranvier) ce globe muqueux s'écouler par l'orifice disposé en goulot, chez le plus grand nombre d'espèces animales. L'intestin des Reptiles, des Chéloniens, des Oiseaux, des Mammifères et de l'Homme est, pour ainsi dire, sur toute son étendue, parsemé de ces petits organismes monocellulaires disposés pour la sécrétion et qui rentrent nettement dans le cadre de ce que M. Milne-Edwards a nommé les *Organites*.

Ce n'est guère que chez les poissons que les cellules caliciformes affectent la configuration urcéolée que nous avons décrite en prenant pour type la Chevaine. Chez les autres animaux, en particulier chez les batraciens anoures ou urodèles (Grenouille, Triton, Salamandre), la cellule caliciforme est disposée en une sorte de cornet, la cavité qui contient du mucus affecte la forme d'un dé à coudre, il n'y a donc point de col comme dans le cas précédent; cependant chez certains animaux supérieurs, le Chien par exemple, on observe des cellules urcéolées intercalées aux cellules à plateau et montrant un orifice rétréci disposé comme le goulot d'un vase. Nous devons donc admettre deux formes principales de cellules caliciformes: la première constituée par la cellule en forme de bouteille, c'est-à-dire munie d'un goulot distinct ou *lagéniforme;* un second type est fourni par la cellule munie d'une cavité muqueuse disposée en forme de dé à coudre ou en fossette, de manière à représenter une petite coupe ; ce type est fourni par la cellule à mucus que l'on observe dans l'épithélium de la surface intestinale et stomacale des batraciens et que nous appellerons *cupuliforme* (pl. I, fig. β).

Ainsi le revêtement épithélial de la surface de l'intestin se différencie en deux ordres de cellules : les unes destinées à servir d'agent de revêtement et probablement de voie d'absorption, ce sont les cellules à plateaux fusionnés ou non en cuticule ; les autres destinées à la sécrétion du mucus qui lubréfie incessamment la surface interne du tractus, ce sont les cellules à mucus soit lagéniformes, soit cupuliformes.

La surface épithéliale de l'intestin tout entier doit être considérée, sur ces données, comme une vaste surface muqueuse. La sécrétion produite dans cette étendue est constante chez tous les animaux vertébrés situés dans la série au-dessus des Pétromyzons et des Myxines. Chez tous ces animaux aussi, cette surface glandulaire se multiplie par la formation de plis. Ces plis sont l'origine des glandes différenciées qui prendront plus tard, chez les animaux tout à fait supérieurs, le nom de glandes de Lieberkühn. Il convient d'insister un instant sur leur description.

DESCRIPTION DES PLIS GLANDULEUX

Nous avons vu que la cavité intestinale est sillonnée de plis, le plus ordinairement longitudinaux. Chez les poissons Cyprinoïdes, ces plis longitudinaux se poursuivent sur la valvule spirale. L'épithélium qui tapisse leur fond est absolument identique à celui qui tapisse leurs crêtes, de telle sorte qu'il s'agit, d'une part de sillons destinés à multiplier la surface épithéliale à la fois sécrétoire et absorbante, et d'autre part, il ne s'agit nullement d'une différenciation du fond du pli, au point de vue des éléments anatomiques qui entrent dans la composition de l'épithélium à ce niveau. Ces deux caractères généraux sont importants, car nous pouvons dès à présent poser en principe, quitte à justifier plus tard l'assertion, *que le sillonnement longitudinal de la muqueuse intestinale des poissons Cyprinoïdes, constitue le premier stade de la formation des glandes de Lieberkühn.*

En effet, non seulement chez certains poissons, parmi lesquels il convient de citer la Perche *(Perca fluviatilis, f. des Acanthoptérygiens)*, il existe des plis longitudinaux dans l'intestin, mais encore un système de plis transversaux, plus ou moins interrompus et transformant les sillons en autant de petites fossettes irrégulières. Chez les Cyprinoïdes eux-mêmes, la disposition que nous venons d'indiquer existe sur un point déterminé du tractus intestinal, nous voulons parler de la région élargie qui fait suite au cardia et qui constitue le premier vestige de l'estomac. C'est ici le lieu d'indiquer sommairement comment s'effectue la différenciation première de cet organe. Chez certains Cyprinoïdes, et notamment chez la Carpe, l'estomac est marqué par une simple dilatation fusiforme, et l'on est obligé, pour reconnaître ses limites, d'avoir recours à un artifice. Bien qu'au point de vue morphologique, la cavité stomacale ne soit point différenciée pour ainsi dire, elle commence à l'être fonctionnellement; et en même temps que les rudiments de glande que nous allons décrire, apparaît la sécrétion acide caractéristique, dans la série, de la présence du suc gastrique. Avant donc d'étudier l'estomac chez ces animaux, il convient de promener un papier de tournesol ramené au bleu, à la surface du renflement fusiforme, en commençant l'opération par l'un de ses chefs et en la poursuivant pour la terminer par l'autre. Toute la zone acide correspond à l'estomac. L'opération que nous venons d'indiquer constitue la *recherche* de l'objet d'étude.

Des fragments de la région ainsi reconnus sont enlevés et durcis ultérieurement ; ou mieux, lorsque l'on a bien reconnu sur un animal les limites de l'estomac, l'on injecte dans ce dernier, sur un autre sujet et entre deux ligatures, de l'alcool à 36° de Cartier. L'estomac se gonfle, blanchit et au bout de quelques minutes, il est fixé dans sa forme. On l'enlève alors, on le place pendant 24 heures dans l'alcool à 36°, puis on achève le durcissement par la méthode ordinaire, c'est-à-dire par l'action successive de la gomme et de l'alcool. Il devient dès lors extrêmement facile de pratiquer des coupes méthodiques de la paroi stomacale. Ces coupes doivent être faites suivant deux directions : 1° perpendiculairement à la surface et dans divers sens ; 2° parallèlement à cette dernière.

Les coupes normales à la surface sont reçues dans l'alcool ; on les porte, en opérant toujours sous l'alcool, sur la lame de verre porte-objet, puis lorsque l'alcool s'est à peu près complètement évaporé et que la préparation adhère faiblement à la lame de verre, on ajoute une goutte d'eau ou mieux d'alcool au tiers. Sans ces précautions, les éléments délicats qui entrent dans la constitution de la muqueuse stomacale seraient brusquement dissociés par l'action de l'eau. L'on ajoute ensuite, de préférence en la faisant pénétrer par capillarité sous la lamelle, une petite quantité de picrocarminate d'ammoniaque, et quand la coloration est opérée, l'on substitue lentement et toujours par capillarité de la glycérine picro-carminée [1].

Les coupes perpendiculaires à la surface et à la direction générale des plis stomacaux permettent de constater les particularités suivantes. Les plis sectionnés forment des festons d'apparences diverses; au lieu d'être largement séparés, comme il arrive dans l'intestin, ils sont fréquemment rapprochés les uns des autres de telle sorte que toutes les réduplications se touchent à la partie profonde et s'écartent au voisinage de la crête des plis, de façons diverses et souvent assez bizarres. Lorsque les plis sont très rapprochés, les interlignes qui les séparent sont étroits, et, surtout à la base des plis, ces interlignes deviennent linéaires, de façon que le revêtement du pli qui précède n'est séparé du revêtement du pli qui suit, que par un espace minuscule ressemblant beaucoup à la lumière d'un tube glandulaire.

Lorsque l'on pratique des coupes parallèles à la surface de la muqueuse, on sectionne un grand nombre de plis. Comme ces plis sont disposés eux-mêmes sur des ma-

[1] La technique que nous venons d'indiquer ici, une fois pour toutes, est celle que l'on doit suivre dans l'examen de la plupart des glandes intestinales. Nous n'y reviendrons donc pas ultérieurement, nous contentant d'indiquer dans chaque cas particulier les modifications qu'il convient d'apporter à cette méthode générale.

melons formés par un soulèvement de la muqueuse dans sa totalité, les coupes à la périphérie intéressent seulement la partie la plus externe des plis glanduleux ; à leur partie médiane, elles intéressent le derme muqueux, et enfin dans l'intervalle, les plis se trouvent sectionnés à des hauteurs diverses, de plus en plus profondément à mesure que l'on s'approche du centre de la coupe. On peut suivre de la sorte, la disposition des plis glanduleux au voisinage de leurs orifices, dans leur partie moyenne, et enfin dans leur partie tout à fait profonde.

Dans ces conditions, l'on remarque : 1° que tout à fait à la superficie, les plis glanduleux sont larges, le revêtement épithélial se poursuit dans une grande longueur suivant des lignes sinueuses. Ces lignes, après un certain trajet, se recourbent de diverses façons, se rédupliquent pour former des festons irréguliers, puis reviennent à leur point de départ. On voit de la sorte que non seulement il existe un système de plis longitudinaux, mais que ces plis longitudinaux sont coupés par des transversaux, de manière à constituer des fossettes irrégulières tapissées par l'épithélium. (Pl. II, fig. 7 A).

A mesure que la section des plis glanduleux est faite plus profondément, l'on voit se régulariser le revêtement épithélial, la configuration de la fossette est de moins en moins sinueuse, tout à fait à la base enfin, la coupe est régulièrement circulaire et l'épithélium est disposé en couronne autour d'une véritable lumière. (Pl. II, fig. 7 B).

Ainsi, tandis que dans l'intestin les plis se réduisent à un sillonnement longitudinal plus ou moins entrecoupé, dans l'estomac, ils affectent la disposition de véritables fossettes larges et irrégulières au voisinage de la surface, infundibuliformes dans leur partie moyenne et enfin véritablement tubuleuses dans leur fond. L'ébauche de la glande intestinale est ainsi formée. On voit donc que cette glande est simplement constituée par une portion des éléments épithéliaux de la muqueuse invaginés et mis à part. Il n'y a pas ici d'autre différenciation, la portion de l'épithélium, devenue glandulaire, reste identique à celle de la surface et composée, comme cette dernière, de cellules cylindriques à plateau, entre lesquelles sont intercalées des cellules à mucus affectant la configuration que nous avons appelée lagéniforme.

Dans les plis glanduleux de certains poissons, il s'effectue cependant une différenciation particulière, mais qui n'a point pour but de modifier les éléments épithéliaux. Il s'agit ici simplement d'un mode curieux de multiplication de la surface de ces derniers. Chez la Chevaine commune, aussi bien dans l'intestin que dans l'estomac, l'épithélium des plis est disposé sur ces derniers d'une façon tout à fait particulière. D'un même point de la membrane fibreuse étalée régulièrement à la surface du pli, c'est-à-dire ne formant pas elle-même de festons, on voit s'élever des groupes de cellules à plateau renfermant des cellules à mucus intercalaires. Ces groupes, arrivés au voisinage de la surface libre, s'écartent de façon à former une sorte d'éventail. La constitution de chacun de ces éventails est intéressante à étudier. Les cellules formant chaque éventail sont disposées suivant un plan, de telle sorte que chacun des petits systèmes analogues à celui que nous venons de décrire, se succède à la surface du pli, à la façon de petites feuilles planiformes, entre lesquelles existent de minimes espaces (Pl. II, fig. 6). Si l'intestin ou l'estomac est rempli d'un liquide, chaque petit système *flabelliforme* nage librement dans ce dernier et n'est relié à la sous-muqueuse que par les extrémités effilées de ses cellules composantes, réunies en pédicule au niveau du point d'attache ; de cette façon, la surface d'absorption et de sécrétion se trouve énormément multipliée. Nous avons insisté ici sur cette disposition, non seulement parce qu'elle est curieuse en elle-même, mais encore surtout, parce qu'elle constitue un mode de multiplication des surfaces épithéliales qui, à notre connaissance, n'avait pas été signalé jusqu'ici.

L'œsophage de la Vipère commune nous présente une disposition de plis épithéliaux plus compliqués encore. Si l'on examine des coupes transversales de la partie moyenne de l'œsophage, on aperçoit une disposition dentelée très riche. Le derme muqueux pousse de longues pointes répondant à de grands plis longitudinaux. Chacun de ces prolongements muqueux est lui-même muni de prolongements secondaires parfois légèrement ramifiés. Les sommets de deux prolongements voisins se rapprochent du côté de la lumière œsophagienne pour ne laisser entre eux qu'un espace étroit. Les coupes transversales offrent ainsi l'aspect d'acini composés. Des cellules épithéliales caliciformes tapissent toute la surface des plis œsophagiens et une épaisse couche de mucus remplit tous les espaces. (Pl. V, fig. 22). Il s'agit donc ici, non de glandes véritables, mais d'un système de plis rédupliqués analogues à ceux qui seraient produits par une étoffe que l'on voudrait introduire dans une boîte trop petite et que l'on serait obligé, à cet effet, de chiffonner longitudinalement. (Pl. V, fig. 22.)

Les travées connectives qui soutiennent les plis de la muqueuse et qui forment la charpente des petites fossettes glandulaires que nous avons décrites chez les poissons, sont formées par du tissu connectif soutenant des vaisseaux. Ces derniers décrivent des réseaux autour de la cavité glanduleuse. C'est ici le lieu de se demander s'il existe au-dessous du revêtement épithélial et séparant ce dernier du derme muqueux, des éléments analogues à ceux que M. Debove a signalés sous le nom d'endothélium sous-épithélial. L'examen le plus superficiel permet de constater au niveau des fossettes glanduliformes de l'intestin et de l'estomac des Cyprinoïdes qu'il n'existe aucune disposition analogue à celle indiquée par M. Debove dans les glandes tubuleuses de certains animaux. L'épithélium cylindrique n'est séparé du derme muqueux que par une couche de petites cellules rondes constituant une rangée analogue à la couche profonde juxta papillaire des cellules du corps de Malpighi. L'imprégnation d'argent suivie d'un lavage au pinceau soigneusement effectué, permet de constater de plus, directement, qu'il n'existe pas sous l'épithélium de dessin endothélial analogue à celui décrit par M. Debove dans l'intestin de la Grenouille. La notion de l'endothélium sous-épithélial manque donc tout au moins de généralité, et d'un autre côté, l'opinion qui voudrait faire de cet endothélium la paroi propre des glandes tubuleuses, n'est pas applicable à la constitution des glandes cependant très simples que nous venons d'examiner et dont l'épithélium, facilement caduc, se prête cependant très bien à l'observation des couches subjacentes examinées par le procédé de M. Debove[1].

ÉTUDE DES GLANDES TUBULIFORMES DITES DE LIEBERKÜHN

Certains animaux, même assez élevés dans la série, tels que, par exemple, la Cistude d'Europe, ne possèdent pas plus de glandes tubuliformes vraies que certains Cyprinoïdes. Chez cet animal, en effet, le duodénum ne renferme que des plis dont la surface et le fond sont identiques au point de vue de l'épithélium. La Cistude possède donc une disposition glanduleuse même moins avancée que la Carpe, chez laquelle le fond des fossettes glanduleuses prend une disposition nette en doigt de gant qu'une imprégnation grossière au nitrate d'argent rend manifeste sur la muqueuse étalée. Mais chez les animaux supérieurs, on observe dans l'intestin de véritables glandes tubuleuses s'enfonçant dans la muqueuse et constituées de la manière suivante. Ces glandes sont absolument cylindriques, l'épithélium qui les tapisse est un épithélium à plateau strié, entre les éléments duquel s'intercalent des cellules à mucus plus ou moins nombreuses, suivant que l'on examine la glande à des hauteurs différentes. Nous prendrons pour exemple les glandes de Lieberkühn du côlon flottant des solipèdes. Chez l'Ane, si l'on pratique des coupes perpendiculaires à la surface

[1] Debove, *Mémoire sur la couche endothéliale sous-épithéliale des membranes muqueuses.* (*Archives de physiologie*, 1874, p. 19.)

du côlon flottant, on voit au voisinage de leur ouverture, les glandes de Lieberkühn présenter un épithélium surtout composé de cellules à plateau renfermant dans leur intervalle un petit nombre de cellules à mucus intercalaires. Dans la région moyenne, les cellules à mucus augmentent considérablement de nombre et deviennent proéminentes; enfin, dans la région tout à fait profonde, celles qui forment le fond du cul-de-sac, les cellules à mucus deviennent de nouveau très rares et l'épithélium à plateau strié est au contraire prédominant. Cette répartition des éléments de l'épithélium dans la glande n'a du reste rien de typique; elle varie suivant les régions. C'est ainsi que, chez le même animal, le cul-de-sac des glandes duodénales est riche en cellules muqueuses, tandis que la région moyenne et supérieure de la glande en est presque dépourvue. Quoi qu'il en soit, on voit la glande de Lieberkühn possédant un revêtement épithélial qui n'est autre que celui de la surface, séquestré pour ainsi dire et mis à part, pour former un petit tube sécréteur; mais, tandis que chez les animaux inférieurs, tels que les poissons Cyprinoïdes, l'épithélium reste identique à la surface de la muqueuse et dans les fossettes glanduliformes de cette dernière, c'est-à-dire, tandis qu'il est seulement disposé sous la forme d'une ébauche de glande, dans la glande de Lieberkühn vraie, il se modifie légèrement, puisque certaines régions de cette glande deviennent plus riches que les autres en éléments sécréteurs, c'est-à-dire en cellules à mucus.

Les glandes de Lieberkühn versent donc par leur orifice un produit de sécrétion qui, chez les animaux inférieurs, n'est pas autre chose qu'un mucus identique à celui de la surface. Le maximum de différenciation répond pour ces glandes à ce que nous avons observé chez les solipèdes : ici le mucus est peu différencié, il est vrai, mais cependant le groupement des éléments épithéliaux étant un peu différent dans la glande et au niveau de la surface, la formule que nous avons donnée pour caractériser morphologiquement la glande de Lieberkühn subsiste dans sa généralité.

TUBES DE REVÊTEMENT ÉPITHÉLIAL DES GLANDES A MUCUS PROPREMENT DITES

A. Formation des plis muqueux glandulaires

Chez certains animaux et notamment au niveau du pylore des batraciens, et dans certaines portions du tractus intestinal des chéloniens, dans la portion qui fait immédiatement suite au cardia, par exemple, l'épithélium d'origine entodermique voit disparaître, soit en presque totalité, soit entièrement, les cellules cylindriques à plateau strié. Il ne reste plus que des cellules à mucus, le plus ordinairement cupuliformes et toutes adjacentes entre elles. Le cardia de la Cistude possède une couche épithéliale de ce genre, de telle sorte que cette portion de l'entoderme sécrète du mucus par tous ses points. Nous avons affaire ici à une véritable surface glandulaire.

Sur certains points, et principalement au voisinage du pylore, chez la Grenouille et dans l'estomac musculeux ou gésier de la plupart des oiseaux, l'épithélium à cellules muqueuses cesse d'être disposé en nappe. Il se dispose sous forme de plis pour multiplier sa surface. Nous voyons de la sorte se former des plis glanduleux tout à fait analogues à ceux dont nous avons suivi l'évolution dans l'estomac des Cyprins. Mais ici la différenciation s'accuse, et nous avons affaire à un revêtement qui s'est transformé pour sa fonction, c'est-à-dire pour la sécrétion exclusive du mucus. Sur des coupes longitudinales et transversales de l'estomac musculeux ou gésier des oiseaux, la disposition de ces plis est surtout remarquable. Le derme muqueux du gésier du *Falco tinunculus* se soulève de distance en distance pour former des plis principaux ; la surface de ces plis est elle-même dentelée, et, de chaque dentelure, part un prolongement lamelliforme formé par du tissu fibreux et des vaisseaux ; le sommet de chaque prolongement et chacune de ses faces sont revêtus de cellules à mucus affectant la configuration de petits gobelets adjacents entre eux. Ceci revient à dire que l'ouverture de ces cellules n'est pas disposée en goulot comme dans des cellules à mucus lagéniformes, ni en coupe évasée comme dans les cellules caliciformes ou cupuliformes proprement dites. Il s'agit ici d'une troisième forme de cellules à mucus, forme que nous retrouverons fréquemment dans un certain nombre de glandes mucipares complètement différenciées. La cellule tout entière a la forme d'un tube fermé par une de ses extrémités. Le fond de ce tube est arrondi, occupé par un noyau plat, et ce fond lui-même est inséré dans une petite cavité que présente le derme muqueux. La coupe de chaque pli faite perpendiculairement à sa surface est donc nettement festonnée. Si l'on examine l'orifice des cellules que nous venons de décrire, on reconnaît facilement qu'il s'agit bien ici de cellules ouvertes, car cet orifice présente un double contour que le picrocarminate d'ammoniaque colore à la façon des protoplasmas cellulaires. Les plis que nous venons de décrire sont extrêmement nombreux, ils s'élèvent perpendiculairement à la surface de la muqueuse et se juxtaposent comme les feuillets d'un livre ; entre deux plis adjacents existe un espace linéaire qui se poursuit, sous forme de fente interlamellaire, jusqu'au fond du pli. Ces espaces interlamellaires sont de véritables espaces glanduleux ; on les trouve fréquemment remplis par une couche de mucus, et la démonstration de leur fonction glandulaire est rendue évidente lorsqu'on les observe chez les oiseaux granivores. On sait que chez ces derniers la surface interne de l'estomac musculeux est revêtue d'une véritable corne formée par du mucus concrété. Sur des points voisins du ventricule succenturié, là où la corne est en voie de formation, l'on voit nettement, sur les coupes, une lame cornée s'enfoncer, comme un coin, entre chaque espace interlamellaire, séparant de la sorte la rangée de cellules à mucus du pli qui précède de la rangée de cellules homologues du pli qui suit.

Enfin, ce qui rend ces sortes de plis glanduleux très-semblables à ceux de l'estomac des Cyprins quant à leur mode de formation, c'est la présence d'anastomoses de distance en distance entre les différents plis successifs. Ainsi sont formées des fossettes glandulaires dont le contour irrégulier est déterminé à la surface par l'entre-croisement des plis, et qui, dans la profondeur, au voisinage de leur fond, se transforment en véritables petits tubes dont le trajet est à la vérité très court, et dont le fond, disposé comme celui d'un tube d'essai fermé à la lampe, est formé par une légère dépression du derme muqueux situé à la base du pli ; c'est pour cette raison que, sur les coupes, ce derme muqueux prend un aspect festonné.

B. Étude des glandes à mucus proprement dites

Nous entendons par glandes à mucus proprement dites celles qui ne contiennent que des cellules à mucus sans interposition d'aucun autre élément épithélial. Le mode de formation de ces glandes vient d'être étudié dans le paragraphe qui précède. Nous allons passer dès maintenant à l'étude des glandes vraies, c'est-à-dire disposées non plus sous forme de plis, mais bien sous celle de cavités tubuliformes proprement dites. Les plus simples de toutes les glandes à mucus sont certainement les glandes disposées en fossettes que l'on remarque le long de l'œsophage de certains oiseaux de proie. Nous prendrons ces sortes de glandes comme type de notre description, bien qu'elles aient une origine embryologique très différente des glandes intestinales et gastriques proprement dites. Mais nous cherchons ici surtout, on le sait, à établir les types des cellules glandulaires, sans nous préoccuper avant tout de leur origine soit entodermique, soit ectodermique. Or, les considérations qui vont suivre seront d'un grand secours pour arriver à la conception du système compliqué des glandes gastriques, et de celui non moins différencié et non moins complexe des glandes en grappe, telles que celles de Brunner destinées purement et simplement à la sécrétion du mucus.

Les glandes œsophagiennes du *Falco tinunculus* sont

de simples dépressions en forme de poires, c'est-à-dire présentant un col effilé et un cul-de-sac ampullaire. La constitution de la glande est extrêmement remarquable par sa simplicité; sur un point donné, les couches de l'ectoderme sont interrompues, perforées comme à l'emporte-pièce, pour laisser passer le goulot de la glande. La paroi de cette dernière est formée, comme le montre la figure 9 de la planche II, par du tissu connectif disposé en membrane lamelleuse tout autour du cul-de-sac glandulaire. C'est sur cette membrane que s'insèrent les cellules à mucus, et là où elles manquent, c'est-à-dire au voisinage de la perforation de l'ectoderme qui sert de canal excréteur, la membrane fibreuse de soutènement cesse aussi d'exister. Cette membrane est semée de noyaux aplatis qui sont ceux des cellules connectives et sur lesquels il n'y a pas lieu d'insister. Exactement de la même façon que dans les plis glanduleux de l'estomac musculaire des oiseaux, cette membrane paraît, sur les coupes perpendiculaires à la surface de la muqueuse et parallèles à l'axe de la glande, limitée du côté de l'épithélium de cette dernière par un bord festonné. Ce bord est occupé par un réseau assez abondant de grains élastiques, de telle sorte qu'il forme un mince liséré jaune dans les préparations faites avec le picrocarminate d'ammoniaque, et au contraire, une mince zone rouge, dans les préparations traitées successivement par l'hématoxyline et l'éosine. C'est dans ces festons ou plutôt dans des loges analogues à des impressions digitales qui existent à la surface de la membrane fibreuse d'enveloppe, que reposent par leur fond, les cellules destinées à la sécrétion du mucus. De même que celles que nous avons décrites dans les plis glanduleux mucipares, elles sont constituées par des cylindres entièrement transparents et présentant un noyau logé tout à fait au fond de la cellule, c'est-à-dire adjacent à la paroi fibreuse (Pl. I, fig. δ). Mais ici l'élément cesse d'être une cellule caliciforme proprement dite, c'est-à-dire offrant une ouverture nette disposée en goulot ou en pourtour de coupe ou de verre. Le corps de la cellule est simplement comme imprégné de mucus, dans toute la hauteur, et l'on ne voit pas d'ouverture distincte à la partie supérieure.

Le double contour que nous avons décrit dans les cellules analogues de forme que l'on rencontre au niveau des plis glanduleux mucipares du gésier des oiseaux, n'existe pas ici lorsque l'on considère les cellules à mucus, de face, par leur extrémité supérieure; on voit en effet simplement entre les cellules une mince ligne granuleuse que l'éosine colore en rouge et qui n'est autre chose que l'union des protoplasmas des deux cellules adjacentes soudées par le ciment interépithélial.

Les glandes muqueuses du pylore de la Grenouille sont constituées d'une manière assez analogue : dans ces glandes que nous avons figurées planche II, figure 8, on voit le revêtement muqueux de la surface occuper le sommet des plis interglandulaires qui, sur les coupes, se montrent sous forme de festons revêtus d'un épithélium entièrement formé de cellules à mucus cupuliformes. Ces cellules cupuliformes présentent un long prolongement et s'effilent pour s'insérer sur la membrane fibreuse hérissée de petits festons. Chaque prolongement s'enfonce dans l'une des fossettes correspondant au feston rentrant ; il n'existe sur ce point, rien qui permette d'affirmer la présence d'un endothélium sous-épithélial. La glande est un tube droit qui s'enfonce dans la muqueuse, perpendiculairement à la surface de cette dernière. L'épithélium qui revêt ce tube est formé de grosses cellules polyédriques toutes à mucus et affectant pour la plupart la disposition en gobelet. Mais, entre ces cellules, on en voit apparaître d'un troisième genre, ce sont de grosses cellules à mucus, à noyau refoulé vers la base, presque entièrement analogues aux cellules des acini des glandes muqueuses salivaires, et présentant comme elles une sorte de prolongement disposé, par rapport aux cellules voisines, comme l'indique la figure γ de la planche I. Ainsi s'introduit dans la glande à mucus, à mesure qu'elle se différencie, un élément particulier qui, bien qu'il sécrète lui-même du mucus, présente une configuration très différente de celle de la cellule ouverte décrite d'abord par Gruby et Delafond, sous le nom d'*épithélium capitatum*, et par F.-E. Schulze, sous celui de *cellule caliciforme*.

C. Formation des glandes à mucus compliquées et composées

Les glandes que nous venons de décrire sont de simples culs-de-sac qui sont devenus le siège exclusif d'une sécrétion muqueuse d'un certain ordre, distincte de la sécrétion qui s'opère à la surface, et dont le produit acquiert vraisemblablement certaines qualités électives ; mais le type différencié, représenté par ces produits glandulaires, n'est pas le seul et le plus compliqué que l'on rencontre dans les différentes espèces animales. Il y a loin de la glande en tube du pylore de la grenouille à la glande en grappe, appelée glande de Brunner, que l'on rencontre chez les mammifères au sein de la sous-muqueuse duodénale. Cette dernière peut être prise pour type de la glande à mucus composée et tout à fait spécialisée. Nous allons chercher actuellement quels sont les principaux points de passage entre la glande pylorique et la glande muqueuse acineuse. C'est encore l'œsophage des oiseaux qui nous a fourni ici un des meilleurs objets d'étude. Si l'on pratique des coupes de la muqueuse œsophagienne du Pigeon domestique, en dirigeant la section perpendiculairement à la surface et à la direction des gros plis longitudinaux dont cette muqueuse est sillonnée au dessous du jabot, l'on peut observer la disposition suivante : à la place des culs-de-sac simples en forme de bouteille qui s'ouvrent à la surface de la muqueuse œsophagienne de la Cresserelle, nous voyons des glandes volumineuses et compliquées disposées tout autour du pli, de manière à former une sorte de couronne. La portion centrale du pli est occupée par des vaisseaux volumineux ; le derme muqueux entoure chaque glande composée, d'une enveloppe fibreuse qui constitue la coque ; de la face interne de cette coque partent de nombreuses cloisons fibreuses qui séparent une foule de tubes, analogues chacun à l'un des tubes pyloriques de la Grenouille, et tapissés chacun d'un revêtement de cellules à mucus identique à celui que nous avons décrit dans les glandes œsophagiennes simples des oiseaux. Tous ces tubes s'ouvrent isolément dans une cavité centrale festonnée qui est pleine de mucus. L'ectoderme est percé comme à l'emporte-pièce, d'un petit trou circulaire qui conduit dans cette cavité et qui sert de goulot au canal excréteur.

La glande compliquée que nous venons de décrire est absolument analogue, dans sa constitution morphologique fondamentale, à l'un des *acini* des glandes muqueuses en grappe de l'œsophage ou du duodénum. Chaque tube muqueux représente un des lobules élémentaires de l'*acinus*. La cavité centrale représente les voies d'excrétion intralobulaire. Si l'on réunissait par la pensée, dans une seule masse, tous les *acini* disposés en couronne à la périphérie des plis œsophagiens, pour les faire s'ouvrir dans des canaux ramifiés et non plus chacun librement à la suface, on aurait alors le type de la *glande en grappe et à mucus*. Ce n'est pas ici le lieu d'insister sur ces dernières glandes ; nous ferons seulement remarquer que ni la glande œsophagienne du Chien et de l'Homme, ni les glandes de Brunner ou duodénales du Chien, de l'Homme et des solipèdes, ne présentent à la périphérie de chaque grain acineux cette production singulière en forme de calotte ou de croissant décrite par Gianuzzi dans certaines glandes salivaires, la sous-maxillaire par exemple. Nous discuterons plus loin et attentivement la raison de ce dernier fait ; actuellement nous nous contentons d'avoir montré comment les cellules à mucus s'intercalent au revêtement des cellules cylindriques à plateau de l'intestin, comment ces cellules se groupent en surface pour constituer des nappes douées de la fonction glandulaire mucipare, comment au fur et à mesure de la différenciation, des plis muqueux glandulaires se forment, puis des fossettes, puis des glandes à cæcums multiples, puis enfin des glandes acineuses vraies. Mais un point capital dans toute cette série, c'est que la *glande exclusivement destinée à la sécrétion du mucus, quelle que soit sa complication, ne contient absolument que des cellules claires, soit caliciformes, soit formant une masse pleine, imprégnée de mucus.* Dans ces sortes de glandes, aucun élément épithélial n'est intercalé aux cellules muqueuses. Cette définition exclut du cadre des glandes muqueuses spécialisées la glande de Lieberkühn, qui n'est qu'une invagination de la surface de revêtement de la muqueuse, et les glandes plus complexes et plus hautement différenciées encore dont la description va maintenant nous occuper.

D. Glandes à mucus contenant des cellules granuleuses

Nous avons étudié jusqu'ici des glandes exclusivement destinées à la production du mucus et nous avons vu que l'épithélium qui les tapisse est uniquement formé de cellules soit caliciformes, soit simplement globuleuses, mais toujours claires et pleines de mucus. Chez les animaux dont la digestion stomacale devient à la fois active et élective, c'est-à-dire chez ceux qui transforment plus complètement les ingesta par l'action préalable du suc gastrique, nous voyons, au point précis où commence à s'effectuer dans la muqueuse stomacale la sécrétion du suc particulier destiné à faire subir des modifications aux matériaux alibiles, apparaître une complication des glandes corrélative à la nouvelle fonction qui s'établit. Pour étudier les glandes stomacales, on peut choisir un grand nombre d'objets d'étude. Chez les poissons, l'estomac de la Perche *(Perca fluviatilis)* ou du Brochet *(Esox lucius)*, animaux essentiellement carnivores, donnera des indications précieuses; mais c'est surtout l'estomac des batraciens et principalement celui de la Salamandre terrestre *(Salamandra terrestris)* qui nous fournira les renseignements les plus précis. Les éléments anatomiques de cet animal offrent en effet des dimensions colossales et leurs rapports réciproques, extrêmement simples, permettent de donner à la description une très grande netteté.

Soit que l'on examine les glandes stomacales de la Salamandre terrestre au voisinage immédiat du cardia ou à celui du pylore, l'on voit les glandes muqueuses de ces deux régions subir une modification typique. Dès que l'élément glandulaire commence à sécréter le suc gastrique acide qui se mêle au mucus sécrété par les cellules caliciformes de la surface, on voit apparaître un élément nouveau : la *cellule granuleuse.*

Les glandes pyloriques à mucus sont disposées à la surface de gros plis longitudinaux. Elles sont constituées par un cul-de-sac simple, tapissé par un épithélium à mucus cupuliforme. Dès que la glande devient stomacale, tout à fait au fond du cul-de-sac, à la place de l'épithélium cupuliforme sus-mentionné, on voit d'énormes éléments serrés les uns contre les autres, présentant un noyau central et une masse protoplasmique semée d'une infinité de grains que le picrocarminate teint en jaune verdâtre, et l'hématoxyline et l'éosine d'une façon un peu particulière[1]. Sous l'influence de cette coloration double, le noyau

[1] Pour colorer convenablement et sans aucune granulation par l'éosine et l'hématoxyline les préparations durcies soit par l'acide osmique, soit par l'acide chromique et les bichromates alcalins, toutes substances qui ne se prêtent pas aux colorations électives par le picrocarminate, il convient d'employer le réactif suivant, dont M. le professeur Renaut a déterminé la composition dans ces derniers temps. On jette sur un filtre, successisivement : une partie en volume de glycérine neutre, une partie en

de la cellule est teint en violet foncé, le protoplasma en rose clair, et au sein de ce dernier paraissent une foule de grosses granulations serrées les unes contre les autres et présentant une teinte d'un vert sale.

Les cellules que nous venons de décrire occupent tout le fond du cul-de-sac glandulaire ; elles sont énormes, aplaties les unes contre les autres par pression réciproque, et leur surface offre des crêtes d'empreinte qui se poursuivent sur les noyaux. Ceux-ci sont extrêmement volumineux ; très-fréquemment ils offrent une forme anguleuse analogue à celle de la cellule (Pl. III, fig. 14). Ils se teignent vivement par le carmin et l'hématoxyline et renferment deux ou même trois nucléoles extrêmement volumineux que le carmin colore en rouge pourpre très foncé. Ainsi, à la place d'un revêtement formé de cellules claires, nous voyons dans la glande différenciée le fond du cul-de-sac tapissé par des éléments cellulaires formés d'une masse granuleuse de protoplasma, présentant un noyau central, et disposés le plus ordinairement, par rapport aux cellules muqueuses, à la façon d'une calotte ou d'un croissant. Si, après l'action de l'alcool au tiers, on dissocie les tubes glandulaires qui nous occupent, on

volume d'éosine primerose rendue soluble dans l'eau par l'ébullition, une partie d'alcool à 36 degrés de Cartier, puis on ajoute de l'hématoxyline anciennement préparée suivant la formule de Bœhmer jusqu'à ce que la fluorescence verte due à l'éosine reste à peine sensible. On obtient ainsi un liquide violet, l'*éosine-hématoxylique*, que l'on emploie exactement comme le picrocarminate d'ammoniaque et qui donne la double coloration sans aucun précipité ni grain. On monte les préparations dans la glycérine salée chargée d'éosine, en ayant soin de n'introduire cette dernière que lorsque tout le liquide bleu a été enlevé par capillarité. Sans cette précaution, il se produirait un précipité qui nuirait à la beauté de la coloration et enlèverait à la méthode toute sa valeur.

sépare, par cela même, les cellules granuleuses qui occupent leur fond, et alors ces dernières se montrent isolées ou groupées. Sur une pareille préparation, on peut constater que les cellules granuleuses sont non seulement disposées au fond du cul-de-sac de manière à prendre l'empreinte les unes des autres, mais que, par rapport à la paroi, elles sont disposées à la façon des tuiles d'un toit. La fig. 13 de la pl. III montre mieux que toute autre description comment cette disposition ordonne, pour ainsi dire, les éléments cellulaires les uns par rapport aux autres.

Les cellules que nous venons de décrire répondent aux *cellules à pepsine* des anciens auteurs, aux *cellules de revêtement* de Heidenhain, aux *cellules délomorphes* de Rollett. Elles apparaissent dans les culs-de-sac muqueux au moment où ces derniers deviennent les agents d'une fonction spéciale, la sécrétion du suc gastrique ; au point de vue morphologique, nous devons donc être naturellement amené à les considérer comme les éléments caractéristiques de la sécrétion différenciée, puisqu'elles apparaissent avec elle au pylore et au cardia, sur le point précis où cesse la sécrétion muqueuse, pour ainsi dire commune et banale, et où commence au contraire la sécrétion d'un mucus qui contient le *ferment peptique*.

Chez certains animaux, et notamment dans l'estomac de certains poissons carnivores parmi lesquels il convient de citer la Perche fluviatile, les cellules granuleuses font leur apparition sur le même point, et très rapidement tous les tubes glandulaires en sont remplis ; on voit les cellules s'empiler dans ces derniers jusqu'à l'orifice qui s'abouche au fond d'un pli glanduleux, infundibuliforme, tapissé d'épithélium caliciforme vrai. Chacun de ces plis reçoit un plus ou moins grand nombre de tubes glandulaires gorgés de cellules granuleuses, de telle sorte que ces derniers versent à la surface même de la muqueuse le produit de leur sécrétion. La glande à mucus s'est transformée *in toto* en une glande gastrique renfermant un seul ordre de cellules, évidemment destinées ici à la sécrétion du ferment peptique, puisqu'il n'existe pas, dans toute la hauteur du cul-de-sac, d'autres éléments que les grosses cellules que nous venons de décrire.

Mais à côté de cette glande gastrique qui peut être prise pour type de la glande stomacale simple, on trouve, chez les Tritons, les Salamandres et les Grenouilles, des formes plus compliquées et dont l'intérêt morphologique est capital, ce sont les *glandes gastriques complexes à mucus et à ferment.*

E. Description des glandes gastriques complexes à mucus et à ferment de la Salamandre

La portion moyenne et le grand cul-de-sac de l'esto- de la Salamandre terrestre possède une muqueuse qui n'est point sensiblement sillonnée de plis. Il est donc extrêmement facile d'étudier sur ce point la constitution des glandes, à l'aide de coupes, soit perpendiculaires à la paroi, soit parallèles à cette dernière

1° *Étude des coupes faites dans une direction perpendiculaire à la surface de la muqueuse.* Le derme muqueux présente une série de fossettes adjacentes entre elles et séparées par des papilles qui s'élèvent directement entre les glandes. A la surface de ces papilles on voit (fig. 11 A, pl. III) un épithélium à mucus offrant le type cupuliforme et dont les cellules sont disposées en éventail. Les saillies interglandulaires prennent, par suite de cette disposition, une apparence festonnée. Entre chacun des festons successifs, on voit les orifices des glandes. Ces orifices sont, tout à fait au voisinage de la surface, simplement ménagés dans l'écartement des cellules à mucus cupuliformes. Au-dessous du col ainsi constitué, le cul-de-sac glandulaire se renfle, et la portion moyenne de ce dernier est occupée par d'énormes cellules claires qui ne présentent point d'orifice persistant et offrent un noyau aplati refoulé à la base de l'élément. Ceci revient à dire que ces cellules à mucus ont une constitution tout à fait analogue à celle des cellules muqueuses d'un acinus des glandes œsophagiennes ou duodénales des mammifères, ou encore des cellules claires des acini de la sous-maxillaire des mêmes animaux. Tout le fond du cul-de-sac est au contraire occupé par d'énormes cellules granuleuses, soit disposées en une masse unique affectant la forme de calotte ou de croissant, soit disposées dans des diverticules particuliers qu'elles remplissent exactement, disposition qui donne, quand elle existe, une apparence multifide au fond de la glande.

Ainsi la glande gastrique de la Salamandre comprend trois éléments distincts :

1° Au niveau du col, un épithélium caliciforme proprement dit, identique à celui de la surface et sécrétant vraisemblablement un mucus analogue ;

2° Dans la portion moyenne, existe un revêtement formé de cellules à mucus, très différentes des premières, et analogue à celui des glandes à mucus différenciées ;

3° Enfin, le fond du cul-de-sac est occupé par des cellules granuleuses disposées, par rapport à celles de la dernière variété, absolument comme celles qui forment dans la sous-maxillaire des animaux supérieurs, des solipèdes en particulier, la production connue sous le nom de *croissant de Gianuzzi*.

L'étude morphologique qui précède nous a montré que ces glandes étaient caractéristiques de la sécrétion différenciée et qu'elles existaient partout où le ferment peptique se produisait. Nous conclurons donc que les glandes de la partie moyenne de l'estomac de la Salamandre sont disposées pour sécréter : à la surface, du mucus ordinaire; dans la portion moyenne, un mucus particulier, auquel vient se joindre un produit également spécial formé par les cellules accumulées en calotte ou en croissant au fond de la cavité.

2° *Etude des coupes parallèles à la surface.* — Ces coupes sont surtout utiles pour montrer les rapports qu'affectent entre elles les cellules granuleuses et les cellules à mucus. Au voisinage de l'orifice de la glande, on ne trouve souvent que des cellules muqueuses, à noyau lenticulaire refoulé vers la base. A mesure que l'on s'avance vers la profondeur, on voit s'intercaler entre ces cellules muqueuses les cellules granuleuses qui prennent rang, entre les éléments mucipares de la même façon qu'une cellule caliciforme s'interpose entre les cellules à plateau strié de l'épithélium intestinal. Un peu plus bas, l'on voit fréquemment la disposition que nous avons représentée dans la fig. 12 de la pl. III. Les cellules granuleuses forment autour des cellules à mucus un véritable croissant (A), et, n'était la disposition du tissu connectif interglandulaire, on croirait voir un acinus de la glande sous-maxillaire de l'Ane ou du Cheval. Nous verrons en effet plus tard que les cellules granuleuses qui forment par leur réunion le croissant de Gianuzzi de la sous-maxillaire des solipèdes, ont des dimensions pour ainsi dire colossales. Un point qu'il faut noter, c'est que les réactions histochimiques des cellules du croissant de Gianuzzi et des cellules granuleuses de l'estomac de la Salamandre sont absolument identiques. Les coupes qui passent tout à fait à la profondeur, montrent la section des glandes, opérée au niveau du fond de leur calotte granuleuse ; on ne voit plus sur ce point que l'épithélium trouble chargé de granulations et muni d'un gros noyau.

F. Mode de formation des glandes gastriques composées

Nous avons vu que dans certaines glandes de la région moyenne de l'estomac de la Salamandre terrestre, les cellules qui forment la calotte granuleuse se disposent fréquemment en séries axiales, au nombre de deux ou trois, sur une même coupe, et entre lesquelles le derme muqueux envoie, sous forme de festons, des prolongements remontant plus ou moins haut. A la région moyenne on voit toutes ces ébauches de culs-de-sac multifides s'ouvrir au-dessous du collet de la glande, qui redevient unitubulée. Cette région constitue l'ébauche d'un réservoir commun dans lequel viennent se rendre les produits de la sécrétion de la calotte multifide à épithélium granuleux. A ce niveau il n'existe que de grosses cellules à mucus, analogues à celles des glandes salivaires. Mais chez certains ophidiens, et surtout chez la Vipère commune, la glande est véritablement une glande en grappe. A la place d'une calotte simple ou multifide, le fond du cul de-sac glandulaire présente une infinité de bifurcations qui constituent chacune un tube distinct. Tous ces tubes viennent se rendre au voisinage de l'orifice dans une portion courte tapissée par de grosses cellules à mucus. La glande composée vraie est ainsi produite. Nous avons obtenu des préparatious très élégantes mettant pleinement en lumière la façon dont se constitue ce passage.

Mais les animaux chez lesquels on observe la glande composée du type qui vient d'être décrit, avec le maximum de complexité, sont les oiseaux. Le ventricule succenturié de la plupart des espèces renferme d'énormes glandes arrondies présentant plusieurs millimètres de diamètre chez le Poulet, par exemple. Ces glandes sont enveloppées par une membrane fibreuse et sont constituées par une infinité de tubes qui, sur les coupes parallèles à la surface, se montrent sous la forme de rayons analogues à ceux d'une roue et partent tous d'une cavité centrale collectrice pour gagner la périphérie. Tous ces tubes sont remplis de cellules granuleuses. Ils sont eux-mêmes parfois bifurqués sur leur trajet. Chez certains rapaces, tels que la Cresserelle et surtout chez certains Passereaux, tels que le Traquet *(Motacilla rubetra)* et la Bergeronnette *(Motacilla flava)*, la cavité centrale collectrice de la glande est entièrement tapissée de cellules à mucus. Chez le Traquet, l'on voit même cette cavité collectrice à sécrétion muqueuse envoyer des prolongements vers l'orifice des tubes à ferment, de telle sorte que la glande devient à la fois très compliquée au point de vue de sa disposition morphologique, et également complexe au point de vue des éléments anatomiques qui la composent. Dans ce cas particulier, la différence entre les cellules muqueuses de la cavité collectrice et celles de la surface stomacale proprement dite est particulièrement frappante, car sur tous les points non glandulaires de la surface du ventricule succenturié il existe une couche de mucus stratifié. Chez la Cresserelle la disposition est plus simple : le revêtement de la cavité collectrice est formé de cellules cupuliformes qui se poursuivent sans changer de caractère à travers le collet de la glande et se continuent, sans changement de forme ni ligne de démarcation, avec l'épithélium caliciforme de la surface. Il existe du reste chez les divers oiseaux et dans des espèces différentes, des dispositions particulières sur lesquelles nous ne devons pas insister longuement[1], puisque nous avons seulement en vue d'étudier la série des modifications morphologiques présentées par les glandes dans leur disposition individuelle chez tel ou tel animal pris en particulier. Nous signalerons seulement que chez les espèces carnivores, telles que les Faucons, le revêtement muqueux

[1] Bergmann (*Einiges über den Drüsenmagen der Vogel.* — Reichert and Du Bois Reymond's *Archiv*, 1862, p. 581) a divisé les glandes stomacales des oiseaux en trois types différents :

1° Glandes en sac (saccular glands) à orifice central muni d'un épithélium cylindrique récepteur de tous les tubes tapissés de cellules pepsiques ;

2° Un deuxième type (Moineau, Étourneau, Corbeau, etc.) dans lequel plusieurs tubes s'ouvrent par des canaux secondaires dans le conduit spécial.

3° Dans le troisième type enfin, les tubes ne s'ouvrent pas par un canal commun dans l'estomac, mais un certain nombre de conduits excréteurs s'ouvrent très près les uns des autres et la sécrétion est versée dans cette sorte de petite cavité (*Cypselus apus*).

existe à la fois dans la cavité collectrice et à la surface, tandis que chez les espèces granivores, telles que le Poulet, ce même revêtement est simplement formé de cellules à plateau. Ici, au lieu de se compliquer, la glande subit une simplification. Chez le Martinet *(Hirundo apus)* la cavité muqueuse collectrice manque, et les tubes remplis de cellules granuleuses s'ouvrent tous sur un point commun de la surface, revêtu comme cette dernière de cellules caliciformes ; à partir de ce point, les tubes divergent comme les branches d'un éventail, en se contournant le long de la paroi fibreuse, de manière que toute la glande prend l'apparence d'une bourse dont on aurait serré les cordons. Nous avons représenté, figure 20, planche IV, cette disposition singulière.

On voit par ce qui précède, que la glande gastrique composée peut être constituée de différentes façons : 1° par des tubes tous granuleux, s'ouvrant dans une cavité collectrice tapissée par de l'épithélium cylindrique ordinaire, non semé de cellules caliciformes; c'est le type qu'on rencontre dans les portions tout à fait peptiques du ventricule succenturié du Poulet ; 2° la sécrétion fournie par les cellules granuleuses peut être versée, comme c'est le cas chez le Martinet, sur une surface épithéliale qui sécrète du mucus. Ainsi le produit de la sécrétion digestive sera mélangé à un mucus qui n'est autre que celui produit par le revêtement de la muqueuse stomacale dans les espaces interglandulaires. Au contraire, dans la glande composée du Traquet, et beaucoup plus clairement encore, dans celle de l'estomac de la Vipère, le produit de la sécrétion peptique tombe dans un boyau collecteur qui sécrète un mucus spécial et vient, à la surface, se mélanger à un autre mucus différent du premier et sécrété par cette dernière. Nous retrouvons ici dans la glande compliquée le triple élément sécréteur existant dans la glande gastrique simple de la Salamandre. La sécrétion du mucus de la surface a pour agent les cellules caliciformes en cupule ou en gobelet qui garnissent cette dernière ; le mucus propre de la glande est sécrété par les grosses cellules qui tapissent le boyau collecteur de la cavité collectrice; enfin un troisième élément est sécrété par les grosses cellules granuleuses. Comme nous voyons ces dernières apparaître régulièrement au point précis où commence la sécrétion gastrique et cesser également au point précis où cette sécrétion cesse d'exister, nous sommes logiquement fondé à admettre que la cellule granuleuse est l'agent nécessaire et suffisant à la production du ferment peptique, puisque cette cellule est pour ainsi dire le terme anatomique corrélatif à l'existence même de la sécrétion.

G. Groupement des éléments sécréteurs du mucus et du ferment dans la glande gastrique des animaux supérieurs : lobule gastrique.

Nous avons vu que chez la Vipère commune, les glandes, au lieu de constituer, comme chez les oiseaux, une agglomération de tubes contenus dans une enveloppe fibreuse disposée en forme de bourse, forment des culs-de-sac multifides qui donnent à la glande entière une apparence racémeuse. Chez certains chéloniens, et notamment chez une espèce indigène, la Cistude d'Europe *(Cistudo Europæa)*, la disposition racémeuse est encore plus manifeste et la division du travail s'accentue considérablement[1]. Les glandes gastriques forment de véritables lobules séparés par des cloisons de tissu conjonctif. Chaque lobule est formé par un grand nombre de tubes remplis de cellules granuleuses qui s'ouvrent tous, à diverses hauteurs, dans un seul et même canal collecteur, garni de cellules à mucus. Ce canal collecteur affecte ordinairement une disposition légèrement excentrique par rapport au lobule entier. Il s'enfonce perpendiculairement à la surface de la muqueuse et se poursuit jusqu'au contact de la *muscularis mucosæ*. Sur son trajet il reçoit les tubes tapissés de cellules granuleuses, qui s'insèrent sur lui à la façon des nervures secondaires d'une feuille pennée sur la nervure principale (pl. IV, fig. 18). Il est facile d'acquérir la preuve que, chez la Cistude, aucun des tubes contenant des cellules granuleuses ne s'ouvre directement à la surface; cette dernière est, en effet, partout tapissée par des cellules à mucus, ainsi que le montre nettement l'imprégnation par l'argent. De même, les coupes tout à fait superficielles, parallèles à la surface, montrent tous les orifices des tubes glandulaires sectionnés, revêtus de cellules à mucus; ce n'est que sur les coupes intéressant la profondeur de la couche glandulaire, que l'on voit des tubes à cellules granuleuses, sectionnés en travers et disposés dans le lobule autour du tube collecteur qui occupe un côté de ce dernier.

Ainsi est constitué un véritable lobule, formé par les culs-de-sac remplis de cellules granuleuses groupées autour d'un long canal collecteur rempli de cellules à

[1] Ce passage est le résumé de la *Note sur la structure et la signification morphologique des glandes stomacales de la Cistude d'Europe*, par MM. Motta Maia et J. Renaut. (*Archiv. de phys.*, 1878.)

mucus et dans lequel viennent successivement s'ouvrir les culs-de-sac chargés de cellules peptiques. Au voisinage du col de la glande, ces culs-de-sac sont courts et forment de véritables loges latérales, analogues à celles que Heidenhain décrivait dans l'estomac du Porc et qu'il considérait comme des diverticules destinés à loger les cellules de revêtement. Au fur et à mesure que l'on s'éloigne de l'orifice glandulaire, on conçoit que les tubes deviennent de plus en plus longs. En résumé, la glande de la Cistude offre le premier exemple d'une glande gastrique disposée en lobule. Dans ce lobule, les deux éléments, cellules granuleuses et cellules à mucus, sont disposés dans des tubes distincts, mais c'est le tube à mucus qui sert de collecteur à tous les autres, exactement de la même façon que chez certains oiseaux, tels que la Cresserelle ou le Traquet, la cavité collectrice est également constituée par une surface revêtue d'épithélium à mucus.

Jusqu'à présent, nous avons pu reconnaître dans la glande gastrique trois types morphologiques bien distincts :

1° La *glande en tube simple*, soit entièrement remplie de cellules granuleuses jusqu'à son orifice qui, dans ce cas, s'ouvre toujours sur une surface revêtue de cellules à mucus, soit présentant réunies, dans un même cul-de-sac simple, les cellules à mucus et les cellules granuleuses ;

2° La *glande gastrique multifide*, dans laquelle, sur un même tube collecteur sécrétant un mucus particulier, viennent s'insérer une série de culs-de-sac remplis de cellules granuleuses ; l'ébauche de cette forme se voit dans certaines glandes de la Salamandre, et son type parfait se rencontre dans l'estomac de la Vipère ;

3° La *glande gastrique composée* ou *lobule sécrétoire*, dont le type le plus simple se rencontre chez la Cistude d'Europe.

Nous allons voir maintenant la division du travail se poursuivre, les éléments du lobule sécrétoire s'isoler complètement les uns des autres sans que l'individualité formée par le lobule lui-même soit cependant pour cela détruite. Le meilleur objet d'étude que nous ayons trouvé pour étudier cette forme, est l'estomac des solipèdes et de l'Ane en particulier. Le lobule glandulaire compliqué présente une structure très claire et très nettement définie dans la portion qui avoisine le cardia, tout à fait au voisinage du point où la muqueuse cesse d'être revêtue par l'épithélium malpighien et où commence véritablement l'estomac digestif ou à caillette.

Si l'on pratique une coupe de l'estomac de l'Ane perpendiculairement à la surface, dans la région que nous venons d'indiquer, la forme lobulée devient très-manifeste. La sous-muqueuse circonscrit les lobules en s'élevant perpendiculairement dans leurs intervalles sous forme de cloison. La *muscularis mucosæ* se poursuit dans ces cloisons elles-mêmes, sous forme de bandes à direction longitudinale, c'est-à-dire qu'ici les fibres musculaires sont parallèles à la direction des tubes glandulaires et en vertu de cette disposition, le lobule se trouve enserré par du tissu contractile, disposé de façon à étaler pour ainsi dire les tubes par sa contraction. Lorsqu'on a fixé l'estomac dans sa forme sur l'animal vivant, les fibres musculaires se trouvent dans un état tonique ou de demi-contraction, de sorte que, sur les coupes, le lobule entier se montre sous forme d'un éventail légèrement entr'ouvert.

Les tubes glandulaires sont eux-mêmes réunis dans le lobule, sous forme de groupes secondaires parallèles entre eux, et séparés les uns des autres par de minces cloisons conjonctives, au milieu desquelles cheminent des vaisseaux. Ces cloisons ne sont pas formées par du tissu réticulé, mais bien par un tissu connectif lâche ordinaire dont les faisceaux, très-grêles, sont parallèles à la direction des tubes, et qui contiennent des réseaux élastiques très déliés, mais assez serrés, de façon que le soutènement des tubes glandulaires est à la fois constitué par un tissu délicat et disposé pour la résistance. Mais, au lieu d'être tous insérés sur un canal collecteur commun exclusivement tapissé par des cellules à mucus, les tubes qui renferment les cellules granuleuses s'ouvrent à la surface par des orifices distincts. Dans la portion tout à fait voisine de la surface, c'est-à-dire dans le col du tube glandulaire, l'épithélium est constitué soit par des cellules caliciformes, dans les régions de l'estomac où cet épithéliumest plus abondant, comme au voisinage du pylore, soit par un épithélium à plateau qui devient seulement un peu polyédrique et qui, à quelque distance de l'orifice glandulaire, n'est plus borné du côté de la lumière du canal par une cuticule distincte. Cette variété de revêtement occupe à peu près le quart de la hauteur de la glande dans les régions voisines du cardia.

Au-dessous de la couche que nous venons de décrire, on voit commencer une nouvelle zone formée par un épithélium tout à fait analogue à celui que Frey décrit dans les glandes stomacales du Chat, sous le nom d'épithélium intermédiaire (Pl. I, fig. 4 B). Cet épithélium est formé par des cellules granuleuses, mais les granulations sont, à ce niveau, très clair-semées dans le protoplasma. Elles ne sont pas plus nombreuses que celles des cellules muqueuses de la sous-maxillaire de l'Ane, à la suite d'un jeûne prolongé. L'expression de Frey nous paraît donc dans ce cas assez juste; il s'agit ici d'un type de cellules, intermédiaire entre l'épithélium à mucus et l'épithélium granuleux ou à ferment proprement dit. Dans la partie tout à fait inférieure des culs-de-sac, le véritable épithélium granuleux existe seul. Il remplit les culs-de-sac qui se poursuivent jusqu'à leur terminaison, soit en demeurant simples, soit en devenant bifides ou trifides, c'est-à-dire en se compliquant.

Nous voyons se former ainsi les tubes les plus complets et les plus spécialisés des glandes gastriques. Ici, au lieu d'être réunis dans un même élément sécréteur, présentant un canal collecteur commun, les deux éléments de la sécrétion, le mucus et le ferment peptique, restent distincts et isolés dans des tubes spéciaux, qui s'ouvrent par des orifices particuliers à la surface de la muqueuse. Le lobule gastrique n'en conserve pas moins son individualité. Il ne cesse pas d'être formé par la réunion des deux éléments de la sécrétion, disposés dans un même lobule, circonscrit lui-même par des cloisons connectives doublées d'un réseau contractile qui l'entoure en l'isolant de ses congénères adjacents.

La disposition que nous venons de décrire peut subir, chez les mammifères d'espèces différentes, des modifications plus ou moins profondes. La répartition des éléments de la glande et le mode de groupement peuvent varier dans chacun de ces cas particuliers, mais au point de vue morphologique, la constitution du lobule gastrique reste à peu près identique ; nous voyons toujours, au sein de ce lobule, les deux éléments sur lesquels nous avons tant insisté, la cellule granuleuse et la cellule à mucus, disposées dans des régions distinctes, constituées elles-mêmes soit par des tubes séparés, soit par des tubes à cellules granuleuses s'ouvrant dans un long canal collecteur à mucus. Nous ne dirons actuellement que quelques mots de la façon dont est constitué le lobule gastrique de l'estomac de l'Homme, et même l'étude de ce dernier sera singulièrement facilitée par les considérations précédentes.

Si l'on examine l'estomac de l'Homme dans sa portion cardiaque, on peut constater, sur n'importe quel estomac, qu'il existe à ce niveau, de nombreux tubes remplis de cellules granuleuses. Mais, pour avoir une bonne idée de la constitution exacte des glandes gastriques de l'Homme, il est nécessaire de les recueillir sur un estomac frais encore, tel que peut l'être, par exemple, celui d'un supplicié. Nous avons eu l'occasion de recueillir une muqueuse stomacale dans ces conditions ; c'est l'examen de cette muqueuse qui va servir de type à notre description.

L'épithélium de la surface stomacale de l'Homme est entièrement formé par des cellules à mucus du type cupuliforme. Ces cellules garnissent tous les espaces interglandulaires qui, sur les coupes perpendiculaires à la paroi, se montrent sous forme de festons ; de distance en distance on observe des plis formés par un prolongement de la muqueuse, doublé par le tissu connectif lâche sous-muqueux. Ces plis ne sont autre chose que des agents de multiplication de la surface glandulaire, et à leur pourtour ils présentent de nombreuses glandes en tube, disposées exactement de la même façon que les glandes muqueuses de l'œsophage, figurées par nous chez le Pigeon. Mais ici le lobule glandulaire est infiniment moins distinct que dans l'estomac des solipèdes. Il n'est pas entouré par des paniers musculaires, analogues à ceux que nous avons décrits chez cet animal, il est simplement ébauché, de telle façon qu'un certain nombre de tubes soient circonscrits dans leur partie profonde, par des cloisons incomplètes qui sont fournies par le tissu fibreux sous-muqueux. Les tubes glandulaires s'élèvent perpendiculairement à la surface de la muqueuse; dans leur partie inférieure, ils présentent fréquemment des extrémités borgnes, disposées en culs-de-sac, ou divisées en deux ou trois tubes secondaires, de façon à prendre une apparence multifide. L'épithélium caliciforme de la surface se poursuit, pendant un certain trajet, dans l'intérieur des tubes que nous venons de décrire, de telle façon que tous ont un orifice garni par des cellules à mucus. Mais les cellules muqueuses n'existent que dans la portion de la glande qui en constitue le goulot et qui s'étend à peine sur un cinquième ou un sixième de sa hauteur. Sur tout le reste de cette dernière, il n'existe rien qu'un revêtement de cellules granuleuses. Les cellules remplissent presque totalement la cavité du tube, ne laissant à son centre qu'une lumière extrêmement petite. Au fond de la glande, c'est-à-dire au voisinage de son cul-de-sac terminal, les cellules granuleuses sont disposées comme les rayons d'une roue, et, sur les coupes transversales, on voit leur lumière se montrer comme la section d'un minime canal; dans les régions un peu plus élevées, les cellules paraissent appliquées les unes contre les autres à la façon des tuiles d'un toit, disposition que nous avons décrite déjà dans l'estomac de la Salamandre et sur laquelle nous n'insisterons pas davantage. Mais un fait important, c'est qu'on ne rencontre pas, intercalées entre les cellules granuleuses, des cellules claires que l'on puisse rapporter à l'épithélium décrit par Rollett sous le nom de cellules adélomorphes et par Heidenhain sous le nom de cellules principales. C'est un fait dont nous nous sommes positivement assuré par l'examen de coupes longitudinales et transversales. L'emploi de la primerose-hématoxylique qui met en évidence avec la plus grande facilité les cellules à mucus intercalées aux éléments granuleux, nous a permis d'affirmer que, dans le cas particulier qui nous occupe, ces cellules faisaient absolument défaut. L'estomac de l'Homme doit donc être considéré, sur ces données, comme étant, dans sa portion digestive par excellence, c'est-à-dire dans sa portion cardiaque; absolument dépourvu de cellules claires ou à mucus intercalées aux éléments sécréteurs de forme granuleuse. Les glandes de la muqueuse sont toutes remplies d'épithélium granuleux ou à ferment, elles s'ouvrent, à la surface, par un court canal collecteur tapissé d'épithélium à mucus, mais cet épithélium n'est pas différencié; il es identique à celui qui revêt la muqueuse à la surface dans les fossettes interglanduleuses. (Pl. V. Fig. 23.)

Les glandes stomacales de l'Homme sont donc loin d'être compliquées à un si haut degré que celles des solipèdes en général, et de l'Ane en particulier; elles ont la même disposition fondamentale que celles de l'estomac à caillette du Mouton et des poissons carnivores, tels que la Perche ou le Brochet, pour prendre des termes très éloignés dans la série.

ORGANES LYMPHATIQUES DE LA MUQUEUSE STOMACALE

Il est néanmoins des groupes glandulaires particuliers qui, dans l'estomac de l'Homme, présentent une disposition un peu plus compliquée (nous voulons toujours parler de la région digestive par excellence ou cardiaque, sans nous occuper de la région pylorique ou de transition). De distance en distance, on voit immédiatement, adjacents à la *muscularis mucosæ* et en dehors de cette dernière, des points que l'on doit considérer comme de véritables organes lymphatiques. Ces organes attestés et décrits par divers auteurs ont été contestés par d'autres [1]. Cependant leur existence est indiscutable. Ils occupent tout à fait la profondeur de la couche glandulaire de la muqueuse et consistent alors en de petits follicules arrondis, limités, à la façon des follicules clos ordinaires, par une zone de tissu fibreux qui les entoure comme d'une coque fenêtrée. Il est même facile de les voir communiquer par des trajets ou ruisseaux lymphatiques avec les vaisseaux blancs du tissu cellulaire sous-muqueux intercalés à la *muscularis mucosæ* et aux autres couches musculaires. Ces trajets gagnent le voisinage des vaisseaux sanguins dont ils suivent plus ou moins exactement la direction en perforant d'un véritable trou, la *muscularis mucosæ*. (Pl. 5, fig. 24). Nous sommes disposé à voir, contrairement aux assertions de Klein,

[1] Klein se refuse complétement à admettre sur aucun animal les follicules lymphatiques, soit sous forme de glandes lenticulaires, soit agrégés en pla-

dans ces corps lymphatiques minuscules, des follicules analogues à ceux des ganglions d'une part, et aux plaques de Peyer de l'autre. Cette notion positive acquiert une importance médicale directe, si on l'applique à la pathologie. De fait l'on conçoit dans certains cas rares, il est vrai, qu'il puisse y avoir dans la dothinentérie, au niveau de ces follicules, des lèsions lymphatiques analogues à celles qu'on observe dans l'intestin. Les premiéres observations pathologiques, faites autrefois à ce sujet par Rœderer et Wagler[1] dans leur relation d'épidémie de Gœttingue, observations contestées depuis, s'expliquent tout naturellement par cette disposition anatomique.

Au niveau des petits follicules clos que nous venons de décrire et qui sont visibles à l'œil nu, sur des coupes de la muqueuse convenablement colorées, les glandes ne présentent dans leur constitution aucune modification appréciable; elles sont simplement un peu plus courtes qu'ailleurs, car leur cul-de-sac terminal repose à la surface même du follicule que nous venons de décrire. Il n'en est pas de même au niveau des organes lymphoï-

ques de Peyer. Ces follicules avaient été néanmoins reconnus par Gruby, Frerichs, Bruch, Bischoff et Kölliker, surtout chez le Cochon. Frey les admet comme exceptionnels chez l'Homme. M. Cadiat les a constatés sur l'estomac d'un supplicié. Klein reconnaît cependant que parfois la muqueuse stomocale est plus infiltrée d'éléments lymphoïdes; mais dans ces points on ne trouve pas de membrane limitante. On voit même aussi ces éléments agglomérés faire souvent saillie à la surface. M. Sappey nie également l'existence de ces follicules clos, admis par l'école allemande. Il croit que des productions kystiques peuvent être la cause de l'erreur.

Teichmann *(Das Saugader System)* décrit un plexus lymphatique superficiel embrassant les culs de-sac glandulaires, et Herbert Watney (*Centralblatt* 1874, n° 48) admetau-dessous de l'épithélium un réticulum adénoïde qui serait en continuité directe avec les lymphatiques de la muqueuse.

[1] Rœderer und Wagler, *De morbo mucoso liber singularis.* Gottingæ, 742.

des du second genre, dont nous allons maintenant donner la description. Très fréquemment, sur des points plus ou moins éloignés des follicules clos ponctiformes, la couche glandulaire de la muqueuse paraît comme infiltrée de cellules lymphatiques. Ces cellules forment des traînées entre les glandes et les dissocient pour ainsi dire les unes des autres ; toutes les traînées précitées viennent se réunir à la partie inférieure, pour confluer dans un vaste espace irrégulier rempli par les éléments de la lymphe. Si l'on traite cet espace par le pinceau, l'on met à nu un stroma réticulé identique avec le tissu caverneux des ganglions lymphatiques, mais au lieu d'être limité par une membrane fibreuse plus ou moins fenêtrée, ce tissu réticulé se poursuit entre les glandes jusqu'au voisinage de leur ouverture, de telle sorte que tous les culs-de-sac sont, à ce niveau, séparés les uns des autres par du tissu adénoïde parfait. Le groupe de glandes correspondant au point qui vient d'être décrit est donc plongé dans une cavité séreuse cloisonnée. (Pl. V, fig. 25). Les glandes renferment, dans les deux tiers de leur trajet, uniquement des cellules granuleuses ; mais dans le tiers supérieur, le tube glandulaire s'élargit pour former un canal collecteur infundibuliforme tapissé par des cellules muqueuses et claires. L'aspect très différent des glandes à ce niveau est on ne peut plus facile à mettre en évidence, on voit qu'alors la partie muqueuse s'est considérablement élargie et en même temps augmentée dans le sens de la longueur. Les glandes stomacales deviennent sur de pareils points, absolument comparables à celles de l'estomac du Hérisson *(Erinaceus Europæus)*, qui présentent régulièrement une portion assez considérable, munie de cellules caliciformes. Les points lymphatiques que nous venons de décrire nous paraissent, du reste, n'être rien autre chose que les analogues de ceux que nous avons décrits tout d'abord comme des follicules véritablement clos. Ils sont seulement plus développés que les premiers en ce sens qu'autour du follicule principal plus ou moins arrondi, existe une zone de tissu adénoïde diffuse qui s'étend entre les tubes glandulaires, en affectant une disposition de moins en moins réticulée à mesure que son trajet se poursuit.

C'est au niveau de ces éléments lymphatiques compliqués que s'effectue la complication de la glande elle-même. Nous avons insisté avec détails sur ce sujet, parce que la disposition que nous venons de décrire est à la fois intéressante par elle-même et parce que, en outre, elle n'a été jusqu'ici indiquée par personne.

Nous devons faire remarquer ici que l'existence du tissu réticulé dans la couche glandulaire de la muqueuse gastro-intestinale, a été considérée depuis les travaux de Frey, comme constituant absolument la règle. La plupart des histologistes décrivent le tissu connectif de la muqueuse stomacale et intestinale comme n'étant rien autre chose que du tissu réticulé ou adénoïde vrai. Nous ne saurions trop nous élever ici contre une pareille assertion. En dehors des points lymphatiques que nous venons de décrire, le tissu connectif est constitué simplement par des faisceaux conjonctifs très délicats et des réseaux très minces de fibres et de grains élastiques; dans les intervalles des glandes, circulent, il est vrai, des éléments de la lymphe. C'est cette forme particulière qui peut être véritablement rapportée à la constitution générale du stroma des membranes muqueuses gastro-intestinales, à l'exclusion du tissu réticulé vrai, qui ne paraît que sur des points déterminés, pour constituer des organes à part plus ou moins analogues à ceux que nous venons de décrire.

La disposition bien connue des vaisseaux sanguins de la couche glandulaire, vaisseaux qui deviennent tout à fait superficiels et forment les *coronæ tubulorum* des glandes, et d'autre part la présence de points lymphatiques s'insinuant par leurs diverticules entre l'élément glandulaire et se poursuivant jusqu'au voisinage immédiat de l'épithélium de revêtement, jettent un grand jour sur la remarquable fonction absorbante de la muqueuse stomacale. Nous ne développerons pas plus longuement cette dernière vue qui est sensiblement en dehors du sujet que nous nous sommes donné mission de traiter. Nous allons passer, dans le chapitre qui va suivre, à l'étude de la signification générale des éléments épithéliaux des glandes soit simples, soit composées, soit acineuses, disposées pour la sécrétion des ferments et du mucus.

CHAPITRE TROISIÈME

SOMMAIRE. — Considérations générales sur la signification morphologique des éléments glandulaires. — A. Glandes à mucus; B. Glandes mixtes; C. Glandes à liquide séreux ou à ferment.

CONSIDÉRATIONS GÉNÉRALES SUR LA SIGNIFICATION MORPHOLOGIQUE DES ÉLÉMENTS GLANDULAIRES

Depuis les travaux de Heidenhain et de Rollett, on a beaucoup discuté sur la signification morphologique respective des diverses variétés d'épithélium glandulaire. Pour ce qui est des glandes gastriques en particulier, les fonctions des cellules granuleuses ou de revêtement et celles des cellules claires ou principales, ont été l'objet de discussions sans nombre qui durent encore aujourd'hui, sans que la question ait été sensiblement éclairée par les travaux des divers observateurs qui se sont succédé.

Nous ferons remarquer d'abord que, d'après les recherches qui viennent d'être exposées, il n'est nullement nécessaire, pour constituer une glande gastrique, de supposer l'existence du double élément épithélial réuni dans un même tube, comme on l'observe dans quelques cas particuliers (chez le Chien, d'après Heidenhain, chez la Salamandre terrestre et le Hérisson, d'après nos recherches). Une glande gastrique peut être simplement constituée par un tube plus ou moins ramifié, rempli de cellules granuleuses dans toute sa hauteur. C'est le cas de l'estomac du Poulet. Chez la plupart des autres animaux et en particulier chez l'Homme, les portions de l'estomac douées du pouvoir digestif le plus actif sont aussi celles dans lesquelles on trouve les tubes les plus remplis de cellules granuleuses ; il n'y a pas, dans ces glandes, de cellules à mucus semblables à celles qui forment le revêtement des lobules des glandules œsophagiennes en grappe ou des glandes duodénales analogues. Le seul élément producteur du mucus est le revêtement caliciforme de la surface, qui, bien loin d'absorber les boissons et les albuminoses, comme le prétend M. Sappey, n'est autre chose qu'une vaste surface étalée, destinée à la sécrétion du mucus. Les deux éléments de la sécrétion gastrique sont donc ici représentés ; mais le liquide peptique est évidemment sécrété par les cellules granuleuses seules. C'est un fait que l'anatomie nous démontre clairement ici, puisque l'épithélium caliciforme de la surface, d'une part produit du mucus, d'autre part est identique au revêtement caliciforme du pylore qui ne produit point de ferment peptique, et en troisième lieu, puisque d'après la remarque de Heidenhain, très judicieuse et très exacte, c'est la portion profonde de la couche glandulaire des régions digestives, et non la portion superficielle, qui jouit du pouvoir peptique le plus accusé. Là donc où existent les cellules granuleuses, existe aussi la sécrétion du ferment. *Ces cellules sont donc véritablement des cellules à ferment.*

Heidenhain *(loc. cit.)* a été d'un autre avis et il a admis que les cellules qui produisent le ferment peptique sont les cellules claires ou principales. Cette opinion ne résiste pas au fait anatomique que nous venons d'exposer.

Si maintenant nous sortons du domaine de la muqueuse gastro-intestinale et si nous examinons la structure de certaines glandes en grappe très-différenciées, la question s'éclaire d'un jour nouveau. On sait que les glandes œsophagiennes et les glandes de Brunner sont disposées en lobules, à peu près à la façon des glandes salivaires. On sait de plus que ces glandes présentent des *acini* dont l'épithélium est formé par des cellules claires. Toutes ces cellules sont, dans leur constitution, identiques à celles qui tapissent la portion collectrice des glandes stomacales complexes de la Vipère ou des glandes plus simples de la Salamandre. Il n'existe dans ces *acini* aucune cellule granuleuse, intercalée aux cellules à mucus, ni disposée en forme de calotte ou de croissant. *Les cellules granuleuses et les croissants ou calottes de Gianuzzi manquent absolument dans toutes les glandes qui ne sécrètent que du mucus.*

Mais parmi les glandes salivaires, ou d'une façon plus générale, parmi les glandes acineuses, il en existe qui ne produisent absolument rien autre chose qu'un liquide aqueux. La parotide et la lacrymale de l'homme sont dans ce cas. Examinons la constitution de l'épithélium de leurs *acini* : cet épithélium est absolument constitué dans sa totalité par des cellules granuleuses identiques à celles qui tapissent le fond des culs-de-sac des glandes gastriques de la Salamandre, de la Grenouille, de l'Homme, etc. Les seules cellules à mucus que l'on rencontre dans la parotide, sont des cellules caliciformes intercalées aux éléments épithéliaux de revêtement qui tapissent la face interne du canal excréteur ou de Sténon. Aussi tous les auteurs sont-ils d'accord pour dire que la glande parotide est une glande à ferment, sécrétant un liquide aqueux; et certains d'entre eux, parmi lesquels Lavdowski, ont fait remarquer avec raison qu'il n'existe dans les *acini* parotidiens rien qui rappelle la production connue sous le nom de croissant de Gianuzzi. La raison de ce fait ressort nettement de l'étude que nous venons de faire. *La parotide et la lacrymale de l'homme sont en effet, uniquement constituées par des éléments morphologiquement identiques à ceux qui forment, par leur réunion, le croissant de Gianuzzi de la sous-maxillaire.*

Examinons en effet cette dernière glande. Nous choisirons pour objet d'étude la sous-maxillaire des solipèdes, de l'Ane en particulier. La glande de l'animal soumis à un long jeûne, c'est-à-dire la glande au repos, nous montre la structure suivante. Lorsque l'on a fixé les éléments anatomiques dans leur forme par l'action de l'acide osmique, et que l'on a coloré les préparations à l'aide de la primerose-hématoxylique, les *acini* se présentent sous forme de grains glanduleux plus ou moins elliptiques ou arrondis, et offrant à leur pourtour un, deux, ou trois diverticules sacciformes. Dans ces diverticules, on voit, accumulés et serrés les uns contre les autres, les éléments cellulaires qui forment les croissants ou calottes de Gianuzzi. Chez l'Ane, ces calottes et les éléments qu'elles renferment, sont de dimension colossale. On les voit constitués, non plus comme chez le Chien, par une matière granuleuse, semée de noyaux, mais par d'énormes cellules granuleuses, distinctes les unes des autres et disposées d'une façon identique aux cellules granuleuses qui occupent le fond d'une glande gastrique de l'estomac de la Salamandre terrestre. Le reste de l'*acinus* est tapissé par des cellules claires à mucus qui font saillie, par leur face libre, dans le centre de l'*acinus*, de façon à donner à la lumière de ce dernier une apparence festonnée décrite par tous les auteurs. Sur quelques points même, on voit les cellules granuleuses du croissant venir s'intercaler entre les grosses cellules à mucus, exactement de la même manière que dans l'estomac de la Salamandre. Tout ce système est enveloppé par la paroi propre de l'*acinus* et par le tissu connectif qui unit et sépare les *acini* adjacents entre eux.

Si l'on compare l'acinus de la sous-maxillaire que nous avons figuré au point A de la figure 21, planche IV, à la glande entière de la Salamandre (Pl. III, fig. 11) ou à la portion de la glande gastrique de la Cistude (Pl. III, fig. 17), l'identité entre les trois images est parfaite ; de même la glande de la Salamandre coupée en travers (Pl. III, fig. 12) et l'acinus marqué en B dans la sous-maxillaire de l'Ane, à la gauche de la figure 21, fournissent également des images parfaitement analogues. Il résulte de ceci que la sous-maxillaire de l'Ane est une glande mixte : elle sécrète du mucus par ses cellules claires, qui sont en majorité et donnent à la salive son caractère visqueux, elle produit aussi un ferment spécial par l'action des énormes cellules granuleuses accumulées dans les croissants ou calottes de Gianuzzi. Bien plus, la double fonction de la sous-maxillaire est mise hors de doute par cet autre fait, qu'il existe dans cette glande des groupes tout entiers d'acini ne renfermant rien que des cellules granuleuses et pas une cellule à mucus, c'est-à-dire reproduisant la structure de la lacrymale et de la parotide.

Ainsi la signification du croissant ou calotte de Gianuzzi ressort clairement de l'étude d'anatomie générale comparée que nous venons de faire. Cette signification avait été fort contestée par les histologistes ; cependant la majorité d'entre eux était arrivée à concevoir le rôle des cellules qui composent ces croissants, comme très différent de celui que nous leur assignons ici. A la suite des recherches de Heidenhain, on avait répété partout que ces cellules sont des éléments jeunes, destinés à remplacer l'épithélium à mucus, détruit par le fonctionnement. Ce seraient des *cellules de remplacement* analogues aux dents et aux poils de remplacement. Dans son travail, Lavdowski admet pleinement cette hypothèse[1]. Dans son *Traité technique d'histologie*, M. Ranvier indique une opinion analogue, comme étant celle de

[1] Lavdowski, de Saint-Pétersbourg (*Zur feineren Anat. und Physiol der Speicheldrüsen, insbesondere der Orbitaldrüse (Arch. für mikr. Anat.*, Bd XIII, 1876), a fait des expériences sur les glandes salivaires auxquelles il joint la glande orbitaire de quelques animaux. Dans les glandes muqueuses il admet la distinction des cellules muqueuses et leur remplacement par les cellules du croissant. Quant aux glandes séreuses, elles ne contiennent que des cellules protoplasmiques qui, pour lui, ne correspondraient pas complètement aux cellules du croissant des glandes muqueuses. La sous-maxillaire de l'homme, à cause de sa structure mixte, serait une glande séro-muqueuse.

Voici comment il divise les glandes :

GLANDES MUQUEUSES.		GLANDES SÉREUSES.	
Orbit. sous-maxil.	Chien. Chat.	Orbit. sous-maxil.	Lapin.
Sublinguale.	Chien. Chat. Lapin. Homme.	Parotide.	Chien. Chat. Lapin. Homme.

la majorité des auteurs, sans l'adopter pour son propre compte. Mais il est facile de voir qu'une glande sous-maxillaire qui a fonctionné normalement ne présente aucune destruction de ses cellules muqueuses, ni aucun indice de prolifération des cellules granuleuses de ses croissants. Dans la glande sous-maxillaire de l'Ane, où les éléments des croissants sont, avons-nous dit, de volume tout à fait considérable, on ne voit point de formes intermédiaires entre les cellules granuleuses et les cellules à mucus.

D'un autre côté, la parfaite identité de ces éléments avec les cellules granuleuses des glandes gastriques de la Salamandre, de la Vipère et de la Grenouille, permet d'affirmer que nous avons affaire ici à des éléments anatomiques tout à fait homologues. Or, comme, dans les glandes gastriques, nous avons montré que les cellules granuleuses apparaissaient dès que s'établit la sécrétion peptique, et que, dans l'estomac de certains animaux, notamment chez le Poulet, ces glandes versaient leur contenu à la surface de l'estomac digestif, revêtu d'un épithélium cylindrique à plateau strié, nous devons conclure qu'elles seules suffisent pour opérer la sécrétion du ferment et que le mucus du suc gastrique vient au contraire des cellules claires, caliciformes ou non.

Ces données une fois acquises, nous pouvons appliquer nos connaissances histologiques à la physiologie de la cellule granuleuse. M. Ranvier a émis cette assertion judicieuse que, lorsque la fonction générale d'un élément anatomique est connue, et que la forme de cet élément est bien déterminée, les anatomistes ont le droit, lorsqu'ils trouvent des formes identiques dans des organes divers, de conclure de cette identité de forme à l'analogie de la fonction. Partout donc où nous rencontrons la cellule granuleuse au sein d'une glande, nous sommes autorisés à conclure que cet élément est destiné à sécréter un ferment spécial ; partout où nous rencontrons la cellule à mucus, nous pouvons conclure à la fonction mucipare de l'organe au sein duquel existe cette forme d'éléments anatomiques. Ici même, la démonstration est de toute évidence, puisque l'on *voit* le mucus contenu dans les cellules claires. Cette distinction des éléments des glandes avait déjà été indiquée par MM. J. Renaut et Motta Maia, dans leur premier travail sur l'estomac de la Cistude [1], et généralisée par le premier de ces deux auteurs, dans le *Cours d'Anatomie générale de la Faculté de Lyon* [2]. En même temps, de son côté, Moritz Nussbaum est arrivé à formuler une conclusion tout à fait analogue [3]. Il a même admis que les cellules granuleuses trouvaient dans l'acide osmique leur réactif par excellence, opinion du reste trop exagérée, car l'osmium colore également les granulations protoplasmiques que l'on trouve répandues, en plus ou moins grand nombre, dans les cellules à mucus des glandes de l'œsophage

[1] *Compte rend. de la Soc. de Biol.*, 1876.

[2] J. RENAUT, *Cours d'Anat. génér.*, 1877-78. — 38e leç. (4 mai 1878), et 49e leç. (1er juin 1878.)

[3] Moritz Nussbaum, *Ueber den Bau und die Thätigkeit der Drüsen (Arch. für mikr. Anat.* 1876, 1878), dans un premier Mémoire, admet que dans la glande sous-maxillaire, le ferment est produit par les cellules analogues à celles que Gianuzzi a décrites chez le Chien, sous le nom de Lunula. Dans un deuxième mémoire, il refuse encore aux cellules principal les la propriété de produire du ferment. Les cellules glandulaires à ferment sont caractérisées par la présence de granulations qui se colorent très bien par l'acide osmique. On pourrait même, à l'aide de ce réactif, reconnaître la quantité plus ou moins grande de ferment contenu dans les cellules.

de la sous-maxillaire. Mais en dehors de cette exagération, nous pouvons adopter pleinement ses vues, qui concordent absolument avec les nôtres.

Les glandes qui s'ouvrent dans le canal digestif, aussi bien au niveau de l'intestin antérieur (portion bucco-œsophagienne) que dans l'intestin proprement dit (portion cardio-rectale), peuvent donc être classées comme il suit.

A. — *Glandes à mucus.* — Ces glandes ont leur terme le plus simple dans les fossettes glandulaires de l'œsophage des oiseaux (ex., glandes de la Cresserelle), et leur terme le plus compliqué dans les glandes duodénales dites de Brunner. Il n'existe, dans toute cette série, ni cellules granuleuses intercalaires ni cellules granuleuses disposées sous forme de calotte de Gianuzzi.

B. — *Glandes mixtes.* — Dans ces glandes, les cellules granuleuses et les cellules à mucus sont réunies dans un même tube ou dans un même lobule.

Le type le plus simple est fourni par les glandes de Rivinus de l'Homme et la sous-maxillaire du Chien, qui présentent une minime calotte de Gianuzzi et un revêtement prédominant de cellules mucipares.

Le type intermédiaire est présenté par les acini mixtes de la sous-maxillaire de l'Ane, qui renferme deux, trois, et même un plus grand nombre de dépressions en culs-de-sac, formant d'énormes calottes de Gianuzzi qui entourent le centre de l'acinus revêtu de cellules mucipares, comme le feraient des bosselures ou des bouillons.

Le type compliqué est représenté, dans sa forme élémentaire, par la glande gastrique de la Salamandre, qui renferme à la fois des calottes de Gianuzzi, un conduit collecteur court, revêtu de cellules mucipares non caliciformes, et un goulot tapissé d'épithélium caliciforme proprement dit. Ces glandes produisent donc, par leur fond un ferment, par leur tube collecteur un mucus spécial, par leur goulot un mucus analogue à celui de la surface de l'estomac.

Nous voyons ensuite se compliquer davantage cette forme : chez la Cistude, par la disposition du long canal collecteur à mucus sur lequel viennent s'insérer les culs-de-sac remplis de cellules granuleuses, et chez l'Ane, par la dissociation, dans un même lobule, des tubes à ferment et du tube à mucus spécial.

C. — *Glandes à liquide séreux ou à ferment.* — Leur type est fourni par la parotide, la lacrymale de l'Homme et les culs-de-sac du ventricule succenturié du Poulet. Elles ne renferment aucune cellule mucipare, de telle sorte que l'élément glandulaire tout entier prend la signification morphologique d'une énorme calotte de Gianuzzi.

Pour terminer cette étude, il nous reste à chercher la raison des nombreuses différences que nous avons observées, chemin faisant, dans la constitution des glandes gastriques. Comment la couche glandulaire d'un même organe secréteur, peut-elle présenter, dans la série, des formes si disparates et un groupement si divers des deux éléments qui concourent à la sécrétion gastrique, c'est-à-dire des cellules à mucus et des cellules à ferment ?

Il existe sans doute des raisons très complexes de la différenciation des éléments glandulaires de la muqueuse gastrique. Un grand nombre de ces raisons nous échappent, mais il en est une qui paraît exercer une influence assez considérable sur les modifications que l'on observe dans la répartition des deux éléments anatomiques précités. Chez les animaux inférieurs, tels que les reptiles, où la digestion est d'une extrême lenteur, on voit se développer considérablement les éléments producteurs du mucus. Il en est de même chez les animaux qui, comme les solipèdes, n'ont point la rumination pour venir en aide à la trituration mécanique des aliments ingérés; car, de fait, ceux-ci étant très grossiers doivent être à la fois englobés par le mucus et ramollis par lui, et d'un autre côté attaqués puissamment par le ferment peptique. Aussi voit-on les éléments épithéliaux destinés à la sécrétion du mucus former le revêtement de tubes spéciaux dont chaque lobule sécréteur contient au moins un. De même les cellules granuleuses destinées à la sécrétion du ferment possèdent des formes multiples. Les agents producteurs du mucus et sécréteurs du ferment peptique sont donc isolés dans un même lobule, mais réunis dans la couche glanduleuse de l'estomac simple. Au contraire, chez le Mouton qui rumine, chez la Perche et le Brochet qui sont carnivores, enfin chez l'Homme qui est carnivore également, ou qui fait opérer à ses aliments les plus résistants et les plus grossiers des préparations spéciales avant de les ingérer, on ne trouve, dans la portion digestive de l'estomac, que de longs tubes garnis de cellules granuleuses ou à ferment, s'ouvrant par un orifice court, garni de cellules à mucus, sur une vaste surface épithéliale composée presque exclusivement de ces mêmes cellules.

INDEX BIBLIOGRAPHIQUE

BERGMANN. — Einiges über den Drüsenmagen der Vogel. — *Reichert and Du Bois Reymond's Archiv*, *1862*, p. 581.

BISCHOFF. — Ueber den Bau der Magenschleimhaut. — *Müller's Archiv für Anat. und Physiol. 1838.*

BOWMANN et TODD. — The physiological anatomy and physiol. of man. 1845-53.

BRINTON. — Art. Stomach and intestine. — *Todd's Cyclop. of anat. and physiol.*

BRUCH. — Zeitschrift für ration. Medicin. Bd VIII.

CADIAT. — Leçons d'anatomie générale professées à la Faculté de médecine de Paris, 1877-78.

CHAUVEAU et ARLOING. — Traité d'anatomie comparée des animaux domestiques. 1878.

DEBOVE. — Mémoire sur la couche endothéliale sous-épithéliale des membranes muqueuses. — *Arch. de Physiol. 1874.*

DONDERS. — Physiologie des Menschen. Leipzig, 1856.

EBSTEIN. — Beiträge zur Lehre vom Bau Magenschleimdrüsen. — Aus dem physiol. Instit. zu Breslau. — *Arch. f. mikr. Anat. 1870.*

ECKER. — Ueber die Drüsen der Magenschleimhaut des Menschen. — *Zeitschr. für rat. Med.*, *1852*, t. II.

FLOURENS. — Rech. anat. sur la structure des membranes muqueuses gastrique et intestinale. — *Annal. des sciences nat.*, 2e série, 1839, t. XI.

FRERICHS. — *Wagner's Handwörterbuch*, t. III.

FREY. — Traité d'histologie et d'histochimie. — Université de Zurich, édition 1877.

GEGENBAUR (Carl). — Manuel d'anatomie comparée. — Traduit par Carl Vogt, 1874.

GERLACH. — Gewebelehre.

GIANUZZI. — Von den Folgen des beschleunigten Blutstroms für die Absonderung des Speichels. — *In Sächs. Academ. Sitzunsber.*, *1865.*

GUILLOT (Natalis). — Rech. anat. sur la membrane muqueuse du canal digestif dans l'état de santé et dans quelques états pathologiques. — *L'Expérience*, *1837.*

HASSE. — Beiträge zur Histologie der Vogel-Magens. — *Zeitschrift für ration. Medic.* Bd XXVIII.

HEIDENHAIN. — Untersuchungen über den Bau der Labdrüsen. — *Arch. f. mikr. Anat. 1870.*

ID. —Bemerkungen über einige, die Anatomie der Labdrüsen betreffende, Punkte. — *Arch. für mikr. Anat.* Bd VII, 1871.

HENLE. — Das Epitelium in menschlichen Körper. — *Müller's Arch. für Anat. und. phys. 1838.*

HOME. — Lect. on comparative anatomy, t. IV.

KLEIN. — The Stomach. — *Manual of human and comparative histology, edited by Striker,* translated by Henry Power. 1870.

KÖLLIKER. — Eléments d'histologie humaine; université de Würzburg. — Trad. par le Dr M. Sée, 2e édition franç. d'après la 5e édition allemande, 1868.

KRAUSE. — *Müller's Arch. Jahresbericht, 1839.*

LACAUCHIE. — Études hydr. et microscop. — Paris, 1844.

LAVDOWSKY. — Zur feineren Anatomie und Physiologie der Speicheldrüsen, insbesondere der Orbitaldrüse. — Aus dem physiologischen Instit. zu Breslau, *Arch. für mikr. Anat.* Bd XIII, 1876.

LEYDIG. — Traité de l'histologie de l'homme et des animaux; université de Tubingue. — Trad. par Lahillonne, 1866.

LONGET. — Traité de physiologie. t. 1.

MANDL. — Manuel d'anatomie générale appliquée à la physiol. et à la pathol., 1843.

MILNE-EDWARDS. — Leçons sur la physiologie et l'anatomie comparée de l'homme et des animaux, t. VI.

NUSSBAUM MORITZ. — Ueber den Bau und die Thätigkeit der Drüsen. — *Arch. für mikr. Anat.* Bd XIII, 1876.

ID. — Ueber den Bau und die Thätigkeit der Drüsen. — *Arch. für mikr. Anat.* Bd XV, 1878.

PAPPENHEIM. — Zur Kenntniss der Verdanung. — Breslau, 1839.

PARTSCH (C.). — Beiträge zur Kenntniss des Vorderdarmes einiger Amphibien und Reptilien. — Aus dem physiolog. Instit. zu Breslau. *Arch. f. mikr. Anat.* Bd XIV.

PURKINJE. — Ueber den Bau der Magen-Drüsen. — *Bericht über die Versammlung deutscher Naturforscher and Aerzte in Prag. 1838.*

RANVIER. — Traité technique d'histologie.

RENAUT (J.) et MOTTA MAIA. — Note sur la structure et la signification morphologique des glandes stomacales de la Cistude d'Europe. — *Comptes rendus de la Société de Biologie,* 1876, et *Arch. de physiol.,* 1878.

RENAUT (J.) — *Cours d'anat. génér.* professé à la Faculté de Médecine de Lyon, 1877-78, *passim* et principalement 38e et 49e leçons.

ROLLETT. — Uber die Anatomie der Labdrüsen. — *Untersuchungen aus dem Institute für Physiologie und Histologie in Graz, Heft II.*

SAPPEY. — Traité d'anat. descript., 4e édit. 1877, t. IV.

SCHIFF. — Leçons sur la physiologie de la digestion.

Schulze (F.-E.). — Epith. und Drüsenzellen. — *Arch. für mikr. Anat.*, t. III, 1867.

Sprott-Boyd. — Essay on the structure of the mucous membrane of the stomach. — *Edinburgh med. and surg. Journal, 1836.*

Teichmann. — Das Saugader System.

Thomson (Allen). — Goodsir, annals of anat. and physiol., t. I.

Wagner. — Physiologie.

Valentin. — Gewebe des menschlichen und thierischen Körpers. — *Wagner's Handwörterbuch der Physiologie*, t. I.

Wasmann. — De digestione nonnulla. — Berlin, 1839.

Watney-Herbert. — Zur Kenntniss der feineren Anatomie des Darmcanals — *Centralblatt, 1874*, n° 48.

PLANCHES

PLANCHE I

Fig. 1. — Extraite du Mémoire de Heidenhain. — Les cellules de revêtement sont colorées par le bleu d'aniline sur les planches de Heidenhain.

A. Glande gastrique à l'état de repos (Chien privé de nourriture).

B. Même glande dans la première période de la digestion.

Fig. 2. —

A. Petits éléments se colorant en jaune sombre.

B. Cellules de revêtement.

C. Cellules principales.

Fig. 3. — Mêmes éléments dissociés.

Fig. 4. — Glande stomacale du Chat, vue de côté (extraite du *Traité* de Frey., p. 545).

A. Stomach cell.

B. Portion intermédiaire interne.

C. Portion intermédiaire externe.

D. Cul-de-sac glandulaire avec les deux variétés de cellules.

Fig. 5. — Mélange de cellules cylindriques claires et foncées (fig. 19 du Mémoire de Heidenhain).

Fig. α. — Cellule caliciforme intercalée aux cellules cylindriques de revêtement de l'intestin du *Squalius cephalus*. Oc. 1, obj. 8.

Fig. β. — Cellule cupuliforme de la surface stomacale de la Salamandre. Oc. 1, obj. 8.

Fig. γ. — Cellules à mucus de la partie moyenne de la glande gastrique de la Salamandre. Oc. 1, obj. 8.

Fig. δ. — Cellules à mucus cylindriques de l'œsophage du *Falco tinnunculus*. Oc. 1, obj. 8.

BIBLIOTHÈQUE NATIONALE IMPRIMÉS

PLANCHE II

Fig. 6. — Plis de l'estomac du *Squalius cephalus.* Section transversale. Mode de multiplication de la surface épithéliale par production de lames épithéliales foliacées et flabelliformes. Oc. 1, obj. 2.

Fig. 7. — Estomac de la Tanche. Coupe parallèle à la surface, intéressant un pli épithélial glanduleux. Oc. 1, obj. 1, réd. 1/2.

A. Section de l'un de ces plis près de la surface.
B. Fond des plis épithéliaux du côté de la sous-muqueuse.

Fig. 8. — Glande pylorique de la Grenouille. Oc. 1, obj. 7, réd. de 1/2.

A. Éminence papillaire revêtue de cellules caliciformes.
B. Grosses cellules à mucus.

Fig. 9. — Glandes de l'œsophage du *Falco tinunculus ;* coupe longitudinale. Oc. 1, obj. 3, réd. 1/2.

A. Crypte muqueux avec son orifice.
B. Crypte muqueux coupé en travers.
C. Épithélium pavimenteux stratifié analogue à celui de la peau.

Fig. 10. — Coupe transversale d'un des plis de l'œsophage du Pigeon au dessous du jabot. Oc. 1, obj. 0, réd. de 1/3.

A. Épithélium pavimenteux stratifié de la surface.
B. Glandes muqueuses formant des lobules séparés.
B. Mode d'ouverture de ces glandes à la surface de l'œsophage.
V. Vaisseau sanguin.

PLANCHE III

Fig. 11. — Coupe transversale de l'estomac de la Salamandre terrestre Oc. 1, obj. 1.

A. Cellules caliciformes de la surface.
B. Cellules claires.
C. Cellules granuleuses disposées en forme de calotte ou de croissant.

Fig. 12. — Coupe parallèle à la surface. Estomac de Salamandre. Oc. 1, obj. 7.

A. Cellules granuleuses réunies en forme de croissant.
B. Cellules principales claires.

Fig. 13. — Mode de réunion des cellules granuleuses. Oc. 1, obj. 6.

Fig. 14. — Cellule granuleuse isolée avec des crêtes d'empreinte (Salamandre). Oc. 1, obj. 8.

Fig. 15. — Deux cellules granuleuses de la Salamandre. Dissociation. Oc. 1, obj. 8.

Fig. 16. — Cellule à plateau de la Salamandre, obtenue par dissociation. Oc. 1, obj. 8.

Fig. 17. — Extraite des *Archives de Phys.* Mémoire de MM. Motta Maia et J. Renaut. — Estomac de la Cistude. — Tube collecteur à revêtement caliciforme.

a. Coupe d'un tube à revêtement caliciforme.
b. Cul-de-sac à cellules granuleuses s'ouvrant dans le tube collecteur.
c. Cul-de-sac à cellules granuleuses coupé en travers.

Pl. III

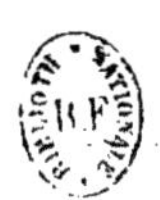

PLANCHE IV

Fig. 18. Segment d'une figure des *Archives de Physiol. (loc. cit.)*. Coupe de l'estomac de la Cistude, faite normalement à la surface et à la direction des plis. Grossiss. $\frac{300}{1}$

A. Épithélium caliciforme de la surface.
B. Épithélium caliciforme du goulot des glandes.
C. Tube à revêtement caliciforme servant de canal collecteur et s'enfonçant dans la muqueuse.
D. Culs-de-sac latéraux à cellules granuleuses, groupés autour du tube collecteur et s'ouvrant dans ce dernier à diverses hauteurs.
E. Tube collecteur coupé en travers au centre d'un acinus glandulaire.
F. Cloisons connectives séparant les acini.

Fig. 19. — Lobule sécrétoire de l'Ane (fig. demi-schématique).

A. Epithélium de la surface.
B. Tube muqueux différencié.
C. Tube contenant des cellules granuleuses, venant s'ouvrir à la surface
D. Tubes granuleux sectionnés en travers.

Fig. 20. Glande gastrique du ventricule succenturié du Martinet.

A. Cellules granuleuses.
B. Revêtement de cellules caliciformes de la surface.
O. Orifice de la glande.

Fig. 21. Glande sous-maxillaire de l'Ane. Oc. 1, obj. 7.

A. Cellules claires à mucus.
B. Cellules granuleuses disposées en croissant.

PLANCHE V

Fig. 22. — Œsophage de la Vipère commune. Coupe transversale des plis muqueux glandulaires composés de l'œsophage de la Vipère commune. Oc. 1, obj. 2, réduit au 1/3.

Fig. 23. — Estomac de supplicié. Coupe dans la région cardiaque. Oc. 1, obj. 2.

A. Cellules caliciformes de la surface.
B. Cellules muqueuses non différenciées du goulot de la glande.
C. Cellules granuleuses contenues dans les tubes glandulaires.
D. Sous-muqueuse.

Fig. 24. — Estomac de supplicié. Oc. 1. obj. 3 (Nachet).

A. Tubes à cellules granuleuses.
B. Point lymphatique situé au-dessous des tubes glandulaires.
M. Muscularis mucosæ interrompue en son milieu pour laisser passer les éléments lymphatiques.
V. Vaisseau sanguin entouré d'une lacune lymphatique dans laquelle cheminent les globules blancs.

Fig. 25. — Estomac de supplicié. Coupe traitée par le pinceau.

A. Tubes granuleux séparés les uns des autres par des éléments lymphatiques et du tissu réticulé.
B. Eléments lymphatiques n'ayant pas été chassés par le pinceau.
C. Tissu réticulé formant la véritable charpente du point lymphatique.

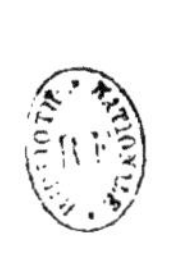

TABLE DES MATIÈRES

LYON. - IMPRIMERIE PITRAT AINÉ RUE GENTIL, 4.

BIBLIOTHÈQUE NATIONALE IMPRIMÉS

BIBLIOTHEQUE NATIONALE DE FRANCE
3 7531 03287040 5

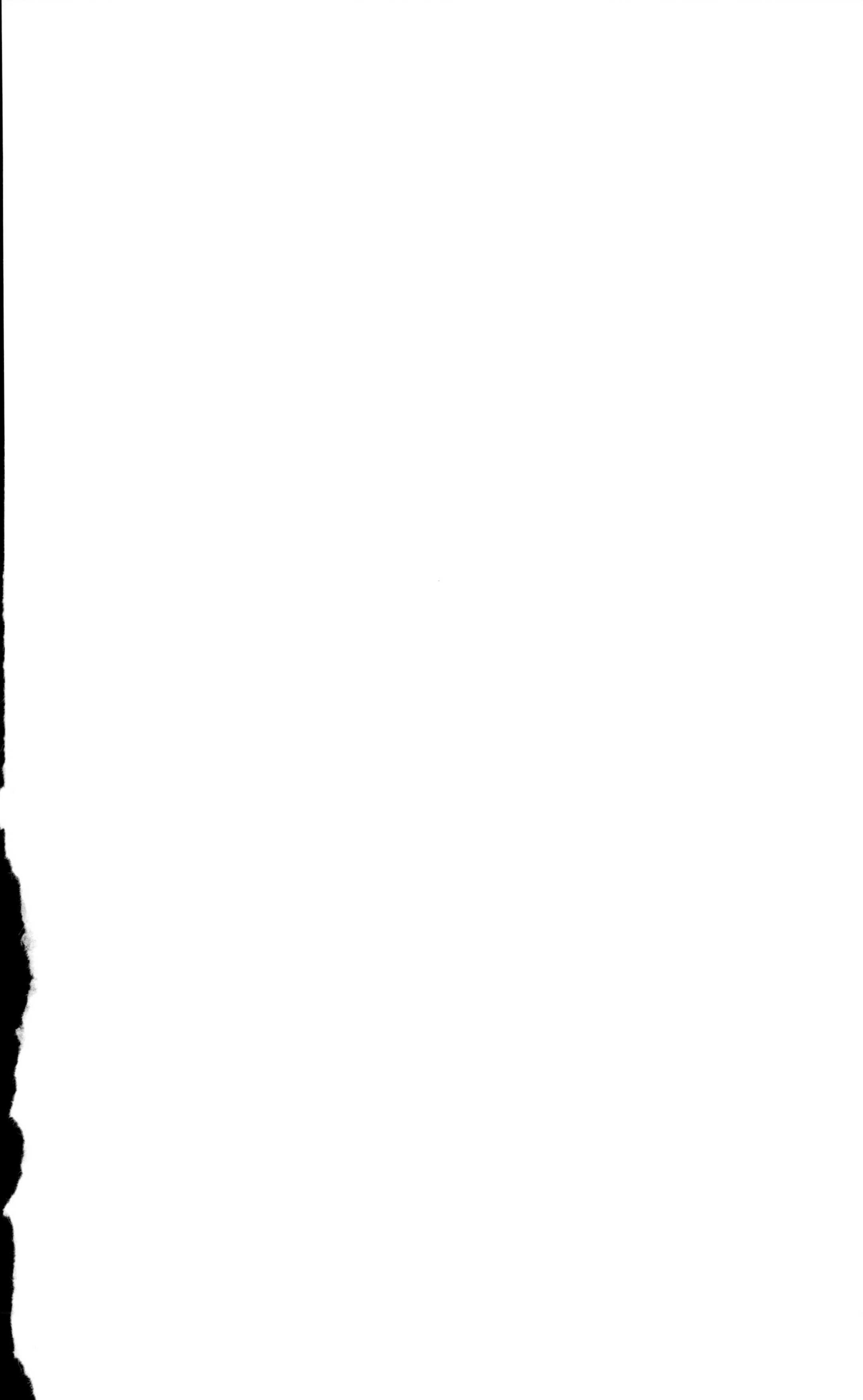

www.ingramcontent.com/pod-product-compliance
Ingram Content Group UK Ltd.
Pitfield, Milton Keynes, MK11 3LW, UK
UKHW012236240726
13966UKWH00003B/1119

9 782011 745415